systemed

AF905943

Heike Lemberger
Franca Mangiameli

ABNEHMEN LERNEN

IN NUR ZEHN WOCHEN!

Das intelligente LOGI-Power-Programm zur dauerhaften Gewichtsreduktion. Mit diesem Tagebuch werden Sie Ihr eigener LOGI-Coach!

Tragen Sie sich jetzt unter **www.low-carb-fans.de** für unseren Newsletter ein und erhalten Sie zu neuen Veröffentlichungen Leseproben und kostenlose Rezepte!

Einführung.

Sicherlich kennen Sie das: Die Pfunde nach der Schwangerschaft wollen einfach nicht verschwinden, der Rettungsring um Ihre Taille drückt den Waschbrettbauch in tiefere Schichten, oder zahlreiche misslungene Diätversuche hinterlassen mehr und mehr Kilos auf der Waage und entfernen Sie immer weiter von Ihrem Wunschgewicht. Was tun mit diesen überflüssigen, hartnäckigen Pfunden? Wie wird man sie effektiv und langfristig los, ohne sich dabei zu kasteien, ohne mit ständig knurrendem Magen einzuschlafen und ohne die Motivation zu verlieren? Wer es sich leisten kann, sucht sich einen Personal-Trainer oder einen Personal-Food-Coach: Mit ihm machen Sie täglich Ihre Work-outs, lassen sich beim Einkaufen beraten, kochen gemeinsam leckere, gesunde Gerichte, bekommen eine genaue Planung, was und wie viel Sie essen sollen, und er ist vor allem immer da, um Sie zu motivieren. Am Ende haben Sie traumhaft abgespeckt, Ihr Geldbeutel aber leider auch.

Werden Sie doch einfach Ihr eigener persönlicher Food-Coach!

Sie können auch günstiger, aber dennoch effektiv und langfristig abnehmen. Coachen Sie sich einfach selbst mithilfe dieses LOGI-Tagebuchs. Viele Tipps und Checklisten werden Ihnen die Umstellung Ihrer Ernährung nach LOGI erleichtern. Mit dem Tagebuch arbeiten Sie aktiv und selbstverantwortlich an Ihrem Erfolg mit. Zehn Wochen lang können Sie sich selbst testen und schauen, ob Sie LOGI auch richtig umsetzen. Beobachten Sie, wie Sie Woche für Woche Ihrem persönlichen Ziel ein Stück näher kommen.

Beobachten Sie, was Sie essen!

Wie oft geht es Ihnen so: Eigentlich haben Sie doch den ganzen Tag gar nicht so viel gegessen – so zumindest Ihre Wahrnehmung oder Ihr Sättigungsempfinden. Die Chips vor dem Fernseher oder die paar Gummibärchen auf der Autofahrt werden gerne vergessen. Die heimlichen flüssigen Dickmacher wie Limonade, Smoothies oder Wellnesswasser gehen erst gar nicht in die Gesamtbilanz ein, weil sie ja keine Lebensmittel sind. In unserer jahrelangen Praxiserfahrung haben wir schon etliche Ernährungstagebücher von übergewichtigen Patienten ausgewertet. In der Tat ist es so, dass viele gar keine Massen verzehren – zumindest was das Nahrungsvolumen betrifft. Aber »viel« essen heißt ja nicht automatisch, auch wenige Kalorien aufzunehmen. Sie können auch wenig essen und einen ordentlichen Energieüberschuss erreichen. Das führt dann trotz knurrenden Magens zu einer Gewichtszunahme.

Am Ball bleiben ist alles.

Um am Ball zu bleiben, dürfen Sie sich nicht lästigen Hungerqualen aussetzen. Sie müssen also immer das Gefühl haben, sich satt essen zu dürfen, ohne dabei einen Energieüberschuss zu erreichen. Mit LOGI haben Sie genau die richtige Methode gewählt – denn wer LOGIsch isst, kann sich satt essen und dabei abnehmen, ohne sich zu kasteien, ohne Kalorien zu zählen und ohne alles abwiegen zu müssen. LOGI ist einfach und immer überall umsetzbar.

SIE SIND IHR EIGENER ABNEHMCOACH!

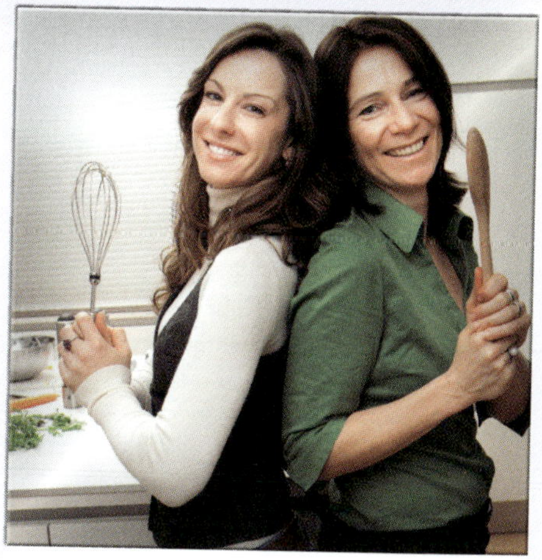

Aber nicht nur die richtige Methode, sondern die andauernde Motivation ist wichtig, damit Sie Ihre Ziele erreichen. Mit diesem persönlichen LOGI-Abnehmprogramm erfahren Sie, wie Sie sich selbst motivieren und lernen, Ihre Erfolge zu schätzen, auch wenn sie noch so klein sind. Und jeder Erfolg verdient eine Belohnung. Profitieren Sie von den zahlreichen Motivations- und Belohnungstipps von Menschen, die erfolgreich nach LOGI abgenommen haben.

Starten Sie noch heute.

Warum bis morgen warten? Fangen Sie heute schon mit der Ist-Analyse ab Seite 6 an. Tragen Sie gleich Ihre persönlichen Daten in die dafür vorgesehenen Tabellen ein, definieren Sie Ihre Ziele, und dann kann es auch schon losgehen mit LOGI.

Viel Spaß wünschen Ihnen

Heike Lemberger und Franca Mangiameli

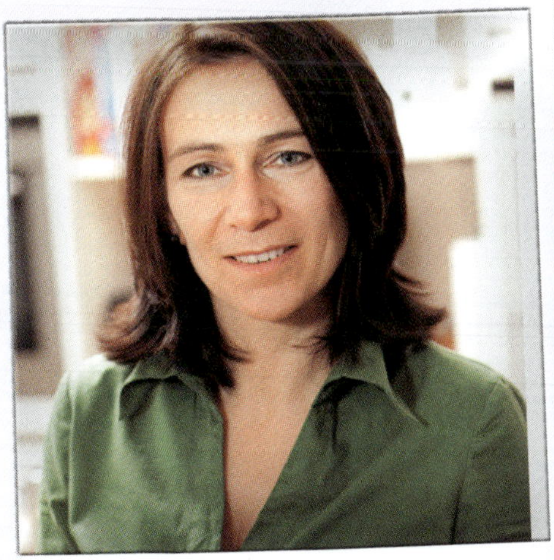

Heike Lemberger

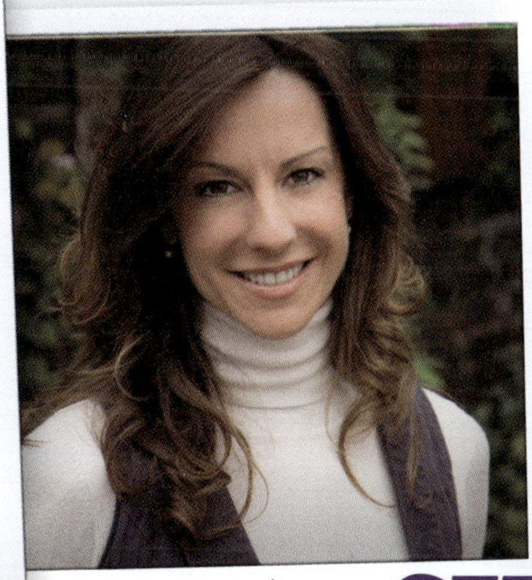

Franca Mangiameli

Und so arbeiten Sie mit dem LOGI-Tagebuch.

Ist-Analyse.

Bevor Sie richtig durchstarten, sollten Sie eine Ist-Analyse vornehmen, um darauf aufbauend Ihre Ziele für die nächsten zehn Wochen zu definieren. Fangen Sie heute schon damit an.

Gehen Sie Einkaufen.

Auf den Seiten 14 und 15 finden Sie eine vorgefertigte LOGI-Einkaufsliste mit Lebensmitteln, die auf keinen Fall in Ihrer Küche fehlen dürfen. Daneben finden Sie eine Liste, die Sie für den 7-Tage-Plan noch selbst ergänzen können.

Der 7-Tage-Plan für den richtigen Start in ein neues Lebensgefühl.

Sie sind unsicher, wie Sie mit LOGI richtig starten? Kein Problem, wir haben für Sie einen 7-Tage-Plan nach LOGI ausgearbeitet. Er hilft Ihnen, ein Gefühl für die Methode zu entwickeln, sodass Sie ab der zweiten Woche problemlos auch ohne Plan nach LOGI essen können.

Abnehmen auch ohne Diätplan.

Wer schon LOGI-Profi ist, kann auch ohne 7-Tage-Plan loslegen. Als Orientierungshilfe reichen die zehn LOGI-Regeln und die LOGI-Pyramide auf den Seiten 30 bis 32.

ARBEITEN MIT DEM LOGI-TAGEBUCH.

Aufbau des LOGI-Tagebuchs.

Jede Woche geben wir Ihnen Hilfestellung bei Ihrer Ernährungsumstellung nach LOGI. Jeder Tag steht dabei unter einem bestimmten Motto:

Montag ist der Wiegetag.

Denn wer kennt nicht das Motto »Montag fange ich an«? Dokumentieren Sie also fleißig jeden Montag Ihr Gewicht, zeichnen Sie Ihre Gewichtskurve auf Seite 13 und bestimmen Sie Ihren Taillenumfang. Jeden Montag, ab der zweiten Woche, erfahren Sie außerdem, welche Faktoren, neben der Ernährung, Ihr Gewicht zusätzlich beeinflussen. Hier finden Sie Erklärungen, warum es manchmal trotz richtiger LOGIscher Ernährung auch mal zu Gewichtsstagnationen kommen kann.

Dienstag ist der Wissenstag.

Jeden Dienstag vermitteln wir Ihnen kurze interessante Informationen rund um das Thema Essen und Abnehmen. Das hilft Ihnen, LOGI besser zu verstehen und entsprechend auch umzusetzen.

Mittwoch ist der Mythentag.

Hätten Sie es gewusst? Jeden Mittwoch werden wir einen Ernährungsmythos aufdecken und richtig stellen. So bleibt das Thema Ernährung bis zum Schluss spannend.

Donnerstag ist der Motivationstag.

Sie kennen das sicherlich: Anfangs sind Sie hoch motiviert, doch sobald die erste Gewichtsstagnation da ist, nimmt auch die Motivation ab. Fast jede Woche erhalten Sie einen Motivationstipp von Menschen, die erfolgreich nach LOGI abgenommen haben. Sie zeigen Ihnen, wie Sie Ihren inneren Schweinehund ganz einfach überwinden.

Freitag ist der Praxistag.

Heute bekommen Sie von uns praktische Tipps und Hilfestellungen, damit LOGI auch immer und überall funktioniert.

Samstag ist der Bewegungstag.

Das heißt natürlich nicht, dass Sie Ihre körperliche Aktivität auf einmal pro Woche beschränken sollen. Samstags checken Sie Ihren Aktivitätslevel der gesamten Woche. Ein paar Tipps sollen Sie zusätzlich aktivieren und motivieren.

Sonntag ist der Belohnungstag.

Auch kleine Schritte führen ans Ziel. Lernen Sie, sich auch für kleine Erfolge zu belohnen. Zahlreiche Belohnungstipps von erfolgreichen LOGI-Fans werden Sie inspirieren.

IST-ANALYSE.

Der Body-Mass-Index (BMI).

Untergewicht (bis 19)
Normalgewicht (bis 25)
Leichtes Übergewicht (bis 30)
Übergewicht (bis 35)
Starkes Übergewicht (über 35)

Körpergröße in cm

Körpergewicht in kg

	150	152	154	156	158	160	162	164	166	168	170	172	174	176	178	180	182	184	186	188	190	192	194	196	198	200	
126	56	54	53	51	50	49	48	46	45	44	43	42	41	40	39	38	38	37	36	35	34	34	33	32	32	31	126
124	55	53	52	50	49	48	47	46	44	43	42	41	40	40	39	38	37	36	35	35	34	33	32	32	31	31	124
122	54	52	51	50	48	47	46	45	44	43	42	41	40	39	38	37	36	36	35	34	33	33	32	31	31	30	122
120	53	51	50	49	48	46	45	44	43	42	41	40	39	38	37	37	36	35	34	33	33	32	31	31	30	30	120
118	52	51	49	48	47	46	44	43	42	41	40	39	38	38	37	36	35	34	34	33	32	32	31	30	30	29	118
116	51	50	48	47	46	45	44	43	42	41	40	39	38	37	36	35	35	34	33	32	32	31	30	30	29	29	116
114	50	49	48	46	45	44	43	42	41	40	39	38	37	36	35	35	34	33	32	32	31	30	30	29	29	28	114
112	49	48	47	46	44	43	42	41	40	39	38	37	36	36	35	34	33	33	32	31	31	30	29	29	28	28	112
110	48	47	46	45	44	42	41	40	39	38	38	37	36	35	34	33	33	32	31	31	30	29	29	28	28	27	110
108	48	46	45	44	43	42	41	40	39	38	37	36	35	34	34	33	32	31	31	30	29	29	28	28	27	27	108
106	47	45	44	43	42	41	40	39	38	37	36	35	35	34	33	32	32	31	30	29	29	28	28	27	27	26	106
104	46	45	43	42	41	40	39	38	37	36	35	35	34	33	32	32	31	30	30	29	28	28	27	27	26	26	104
102	45	44	43	41	40	39	38	37	37	36	35	34	33	32	32	31	30	30	29	28	28	27	27	26	26	25	102
100	44	43	42	41	40	39	38	37	36	35	34	33	33	32	31	30	30	29	28	28	27	27	26	26	25	25	100
98	43	42	41	40	39	38	37	36	35	34	33	33	32	31	30	30	29	28	28	27	27	26	26	25	24	24	98
96	42	41	40	39	38	37	36	35	34	34	33	32	31	30	30	29	28	28	27	27	26	26	25	24	24	24	96
94	41	40	39	38	37	36	35	34	34	33	32	31	31	30	29	29	28	27	27	26	26	25	24	24	23	23	94
92	40	39	38	37	36	35	35	34	33	32	31	31	30	29	29	28	27	27	26	26	25	24	24	23	23	23	92
90	40	38	37	36	36	35	34	33	32	31	31	30	29	29	28	27	27	26	26	25	24	24	23	23	22	22	90
88	39	38	37	36	35	34	33	32	31	31	30	29	29	28	27	27	26	25	25	24	24	23	23	22	22	22	88
86	38	37	36	35	34	33	32	31	31	30	29	29	28	27	27	26	25	25	24	24	23	23	22	22	21	21	86
84	37	36	35	34	33	32	32	31	30	29	29	28	27	27	26	25	25	24	24	23	23	22	22	21	21	21	84
82	36	35	34	33	32	32	31	30	29	29	28	27	27	26	25	25	24	24	23	23	22	22	21	21	20	20	82
80	35	34	33	32	32	31	30	29	29	28	27	27	26	25	25	24	24	23	23	22	22	21	21	20	20	20	80
78	34	33	32	32	31	30	29	29	28	27	26	26	25	25	24	24	23	23	22	22	21	21	20	20	19	19	78
76	33	32	32	31	30	29	28	28	27	26	26	25	25	24	23	23	22	22	21	21	21	20	20	19	19	19	76
74	32	32	31	30	29	28	28	27	26	26	25	25	24	23	23	22	22	21	21	20	20	20	19	19	18	18	74
72	32	31	30	29	28	28	27	26	26	25	24	24	23	23	22	22	21	21	20	20	19	19	19	18	18	18	72
70	31	30	29	28	28	27	26	26	25	24	24	23	23	22	22	21	21	20	20	19	19	18	18	18	17	17	70
68	30	29	28	27	27	26	25	25	24	24	23	22	22	21	21	20	20	20	19	19	18	18	18	17	17	17	68
66	29	28	27	27	26	25	25	24	23	23	22	22	21	21	20	20	19	19	19	18	18	17	17	17	16	16	66
64	28	27	26	26	25	25	24	23	23	22	22	21	21	20	20	19	19	18	18	18	17	17	17	16	16	16	64
62	27	26	26	25	24	24	23	23	22	21	21	20	20	20	19	19	18	18	17	17	17	16	16	16	15	15	62
60	26	25	25	24	24	23	22	22	21	21	20	20	19	19	18	18	18	17	17	16	16	16	15	15	15	15	60
58	25	25	24	23	23	22	22	21	21	20	20	19	19	18	18	17	17	17	16	16	16	15	15	15	14	14	58
56	24	24	23	23	22	21	21	20	20	19	19	18	18	18	17	17	16	16	16	15	15	15	14	14	14	14	56
54	24	23	22	22	21	21	20	20	19	19	18	18	17	17	17	16	16	15	15	15	14	14	14	14	13	13	54
52	23	22	21	21	20	20	19	19	18	18	17	17	17	16	16	16	15	15	15	14	14	14	13	13	13	13	52
50	22	21	21	20	20	19	19	18	18	17	17	16	16	16	15	15	15	14	14	14	13	13	13	13	12	12	50
	150	152	154	156	158	160	162	164	166	168	170	172	174	176	178	180	182	184	186	188	190	192	194	196	198	200	

IST-ANALYSE: ALLE WERTE IM BLICK!

Bestimmen Sie Ihren Body-Mass-Index (BMI).

Zu dick, zu dünn oder gerade richtig? Ob das Körpergewicht stimmt, lässt sich leicht mit dem sogenannten Body-Mass-Index (BMI) überprüfen. Der BMI beschreibt das Verhältnis von Körpergewicht zur Körpergröße zum Quadrat (kg/m^2) und korreliert eng mit der Menge körperlichen Fettgewebes. Er gilt weltweit als Orientierung für das Sollgewicht eines Erwachsenen. Mithilfe der Tabelle können Sie dies ganz einfach ablesen.

Zum Beispiel: Sie wiegen 80 Kilo und sind 1,60 Meter groß, dann beträgt Ihr BMI laut Tabelle 31. Das bedeutet, dass Sie übergewichtig sind.

Taillenumfang (TU).

Der Taillenumfang gibt an, wie hoch Ihr Risiko ist, an Herz-Kreislauf-Erkrankungen oder Diabetes mellitus Typ 2 zu erkranken. Nach den Kriterien der Weltgesundheitsorganisation steigt das Risiko bei Männern ab 94 Zentimetern und bei Frauen ab 80 Zentimetern.

Mit einem Maßband messen Sie Ihren Taillenumfang. Legen Sie das Maßband auf die Höhe des Bauchnabels an. Falls der Bauchnabel aufgrund des dickeren Bauches nach unten »zeigt«, dann beachten Sie Folgendes: Tasten Sie den oberen Rand des Beckens und den unteren Rand der Rippen. Das Maßband wird in der Mitte dazwischen angelegt. Überprüfen Sie im Spiegel, dass das Maßband hinten nicht verrutscht. Und nicht den Bauch einziehen!

Tragen Sie den Wert in die Gesundheitstabelle ein. Ergänzen Sie die Tabelle wöchentlich.

Entwicklung von BMI und Taillenumfang.

Datum	BMI laut Tabelle	TU in cm	TU-Differenz zur Vorwoche (in cm)
1. Woche ___.___.20____			
2. Woche ___.___.20____			
3. Woche ___.___.20____			
4. Woche ___.___.20____			
5. Woche ___.___.20____			
6. Woche ___.___.20____			
7. Woche ___.___.20____			
8. Woche ___.___.20____			
9. Woche ___.___.20____			
10. Woche ___.___.20____			

IST-ANALYSE.

Definieren Sie Ihre Ziele.

Was möchten Sie in den nächsten zehn Wochen erreichen? Wollen Sie Ihr Gewicht reduzieren? Wollen Sie einfach nur gesünder leben? Definieren Sie in folgender Tabelle Ihre Ziele und Schritte, die notwendig sind, um diese Ziele zu erreichen. Überprüfen Sie nach zehn Wochen, wie erfolgreich Sie dabei waren.

Ziele beim Start:	Status nach zehn Wochen:
1. Ich will Kilo abnehmen.	Ich habe Kilo abgenommen.

IST-ANALYSE: ALLE WERTE IM BLICK!

Gesundheitstabelle.

Tragen Sie in folgende Tabelle alle Ihre Ausgangswerte ein. Wenn Sie aktuelle Blutwerte haben, dann können Sie diese ebenfalls eintragen und am Ende überprüfen, wie sich eine LOGIsche Ernährung auf diese auswirkt. Besprechen Sie die Ergebnisse am besten dann mit Ihrem Arzt. Ebenso können Sie Ihren Blutdruck oder Ihr Körperfett eintragen, sofern Sie entsprechende Messgeräte besitzen.

Parameter:	Startdatum: ____.____.20____	Nach zehn Wochen: ____.____.20____
Körpergröße (cm)		
Gewicht (kg)		
BMI		
Taillenumfang (cm)		
Körperfett (%)		
Blutdruck (mmHg)		
Cholesterin (mg/dl)		
LDL (mg/dl)		
HDL (mg/dl)		
Triglyzeride (mg/dl)		
Blutzucker [Glukose] (mg/dl)		
HbA_{1c} (%)		
Harnsäure (mg/dl)		
Sonstige Werte: [ ]		
Sonstige Werte: [ ]		
Sonstige Werte: [ ]		
Sonstige Werte: [ ]		

Sprechen Sie mit Ihrem Hausarzt oder Ihrem Apotheker, wo und wie Sie die verschiedenen Werte am einfachsten (und preiswertesten) exakt bestimmen lassen können.

IST-ANALYSE.

Laborwerte: Liege ich im grünen Bereich?

Die von uns angegebenen Normwerte beziehen sich auf gesunde Menschen. Bei Stoffwechselkranken liegen die Normwerte, bis auf das HDL-Cholesterin, oft noch darunter.

Gesamtcholesterin (Chol).

Cholesterin hat wichtige Funktionen im Körper: Wir benötigen es, um Hormone, Gallensäuren oder Vitamin D zu bilden, es verleiht unseren Zellen Stabilität, und als Reparatursubstanz wird es dort benötigt, wo Entzündungsprozesse laufen – zum Beispiel in den Arterien. Ein zu hoher Cholesterinspiegel kann somit ein Indikator für Herz-Kreislauf-Erkrankungen sein.

Normwert Gesamtcholesterin: 200 mg/dl

LDL- und HDL-Cholesterin.

Viel wichtiger als das Gesamtcholesterin sind seine Unterfraktionen. Das LDL, wird auch böses Cholesterin genannt, weil es die Arterien verstopft. Das HDL ist das gute Cholesterin, weil es die Gefäße reinigt. Damit hat HDL eine schützende Funktion auf die Gefäße.

Normwerte LDL: < 160 mg/dl HDL: Frauen > 45 mg/dl, Männer > 35 mg/dl

Triglyzeride (TG).

Triglyzeride gehören wie Cholesterin auch zu den Blutfetten. TG steigen durch hohen Kohlenhydratverzehr an, insbesondere durch Fruchtzucker und Alkohol.

Normwert: < 200 mg/dl

Blutzucker/Blutglukose.

Ein Blutzuckeranstieg wird vor allem durch Kohlenhydrate verursacht. Ist der Blutzuckerspiegel erhöht, kann es auf eine diabetische Stoffwechsellage hindeuten.

Normwert: Nüchternblutglukose: < 100 mg/dl

IST-ANALYSE: ALLE WERTE IM BLICK!

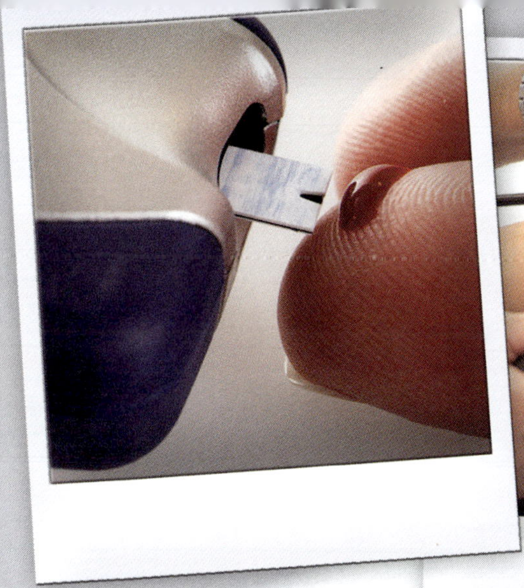

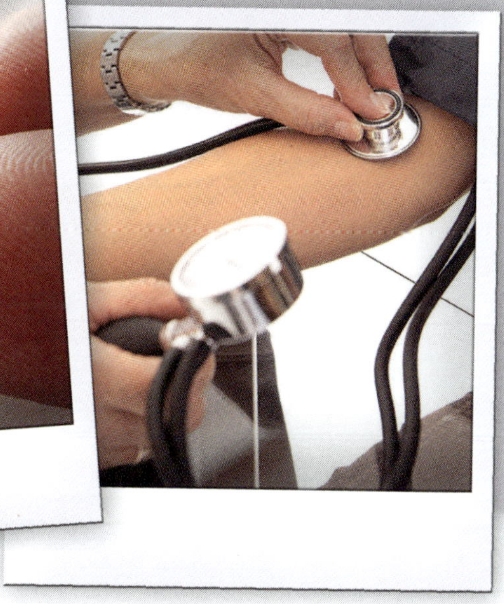

HbA_{1c}

Der HbA_{1c} wird auch als Langzeitzucker bezeichnet. Liegt der Wert über dem Normbereich, deutet dies auf eine bereits länger vorhandene diabetische Stoffwechsellage hin.

Normwert: < 6 %

Harnsäure (HS).

Eine Erhöhung der Harnsäure führt zum Krankheitsbild Gicht. Das heißt Harnsäurekristalle lagern sich im Gelenk ab und verursachen eine Entzündung mit starken Schmerzen.

Normwerte: Männer: < 7 mg/dl, Frauen: < 6 mg/dl

Blutdruck (RR).

Beim Blutdruck unterscheidet man zwischen systolischem (erster Wert) und diastolischem (zweiter Wert) Blutdruck. Angegeben wird der Blutdruck in mmHg. Ein hoher Blutdruck, besonders die Erhöhung des diastolischen Wertes, schadet Ihren Gefäßen und dem Herz. Schlaganfall kann die Folge sein.

Normwert: < 140/< 90 mmHg

Visualisieren Sie Ihre Gewichtsentwicklung.

Montags ist Wiegetag. Wiegen Sie sich nur einmal in der Woche! Setzen Sie jede Woche ein Kreuzchen, und sehen Sie selbst, wie sich das Gewicht in den nächsten zehn Wochen entwickelt.

Und so füllen Sie das Diagramm zur Gewichtsentwicklung aus:

Die orangefarbene Zeile ist Ihr Startpunkt. Notieren Sie in der ersten Spalte Ihr Gewicht am ersten Wiegetag. Auf das volle Kilogramm gerundet genügt. Machen Sie außerdem ein Kreuzchen in diese Gewichtszeile in der Spalte »Gewicht beim Start«.

Ausgehend von Ihrem Startgewicht können Sie nun die erste Spalte der Tabelle mit echten Daten füllen.

Nehmen wir an, Sie hätten in die orangefarbene Zeile 80,0 kg notiert.

Tragen Sie nun in die Zeile darunter 79,5 kg, darunter 79,0 kg und so weiter ein. Nach oben in der Tabelle ginge es mit 80,5 kg, 81,0 kg, 81,5 kg et cetera weiter. Logisch: Hätten Sie 68,0 kg als Startgewicht eingesetzt, ginge es nach unten mit 67,5 und nach oben mit 68,5 kg weiter …

Jede Woche am Wiegetag können Sie nun ein Kreuzchen bei Ihrem jeweils neuen Gewicht machen. Wenn Sie am Ende der zehn Wochen durch die Kreuzchen eine Linie zeichnen, erhalten Sie ein übersichtliches Gewichtsdiagramm, das Ihre Fortschritte sehr schön zeigt.

	Gewicht beim Start (____,____ kg)	Gewicht nach Woche 1 (____,____ kg)	Gewicht nach Woche 2 (____,____ kg)	Gewicht nach Woche 3 (____,____ kg)	Gewicht nach Woche 4 (____,____ kg)	Gewicht nach Woche 5 (____,____ kg)	Gewicht nach Woche 6 (____,____ kg)	Gewicht nach Woche 7 (____,____ kg)	Gewicht nach Woche 8 (____,____ kg)	Gewicht nach Woche 9 (____,____ kg)	Gewicht nach Woche 10 (____,____ kg)
_____ ,0 kg											
_____ ,5 kg											
_____ ,0 kg											
_____ ,5 kg											
_____ ,0 kg											
_____ ,5 kg											
_____ ,0 kg											
_____ ,5 kg											
_____ ,0 kg											
_____ ,5 kg											
_____ ,0 kg											
_____ ,5 kg											
_____ ,0 kg											
_____ ,5 kg											
_____ ,0 kg											
_____ ,5 kg											
_____ ,0 kg											
_____ ,5 kg											
_____ ,0 kg											
_____ ,5 kg											
_____ ,0 kg											
_____ ,5 kg											
_____ ,0 kg											
_____ ,5 kg											
_____ ,0 kg											

GEHEN SIE EINKAUFEN.

Die Grundausstattung.

Es gibt nichts Schlimmeres, als eine Veränderung im Ess- und Ernährungsverhalten mit einem leeren Kühlschrank zu starten. Damit Sie bestens gerüstet sind, haben wir eine allgemeine LOGI-Einkaufsliste und eine Ergänzungsliste für den 7-Tage-Plan zusammengestellt. Auf Mengenangaben haben wir verzichtet, da diese von der Personenzahl im Haushalt abhängig sind.

Gemüse und Obst, das schnell zubereitet ist.

- Gemüse: Cocktailtomaten oder Paprika oder Möhren oder Salatgurke, Salat.
- Tiefkühlgemüse: Broccoliröschen, Prinzessbohnen oder Spinat.
- Obst: Äpfel, Birnen, Nektarinen, Pfirsiche, Pflaumen, Avocado et cetera.
- Tiefkühlobst: Beeren beziehungsweise Beerenmischungen oder Mischungen exotischer Früchte (ungezuckert).
- Konserve und Sonstiges: Geschälte Tomaten aus der Konserve, getrocknete Tomaten, Gewürzgurken.

Fleisch und magerer Aufschnitt.

- Mageres Fleisch, eventuell bereits mariniert, Schinken oder Corned Beef oder Roastbeef oder Geflügelwurst.

Fisch.

- Räucherfisch (Lachs, Forelle, Makrele).
- Tiefgekühlter Fisch (zum Beispiel Lachs oder Garnelen) oder frischer Fisch, wenn er am selben oder nächsten Tag zubereitet wird.

Käse, Milch und Milchprodukte.

- Frischkäse, Hüttenkäse oder Quark, auch aromatisierte Sorten wie zum Beispiel Bärlauch-Frischkäse zum Dippen von Gemüse.
- Gouda, Parmesan oder Mozzarella oder Feta et cetera.
- Naturjoghurt, Milch, Sahne.

Knabbereien.

- Nüsse, Oliven, getrocknete Apfelringe oder Zartbitterschokolade.

Eier.

- Achten Sie auf Frische und Qualität!

Öle und Fette.

- Rapsöl, Olivenöl, Leinöl, Nussöl (zum Beispiel Walnussöl), Kokosöl, Butter und Butterschmalz.

EINKAUFEN
MACHT SPASS!

Zum Süßen.

- Fruchtaufstrich (ausschließlich aus Früchten ohne Zuckerzusatz), gegebenenfalls Stevia, Sukrin (Zuckerausstauschstoff) oder Süßstoff.

Hülsenfrüchte.

- Zum Beispiel Kichererbsen, Kidneybohnen oder weiße Bohnen als Konserve oder getrocknet.

Würzmittel und Essig

- Pesto, Tomatenmark, Senf, Kräuter, Balsamessig (Aceto balsamico und Balsamico bianco), Pfeffer aus der Mühle, Salz, Muskat, Curry und Paprika.

Zum Backen.

- Gemahlene Mandeln und Haselnüsse, Mehl aus Nüssen, z.B. Kokosnussmehl, Mandelmehl sowie Kichererbsenmehl und Eiweißpulver.

Ergänzungsliste für den 7-Tage-Plan.

Falls Sie mit dem 7-Tage-Plan starten, dann ergänzen Sie hier die Lebensmittel, die Sie noch benötigen.

Gemüse: ____________________

____

Obst: ____________________

____

Milch und Milchprodukte: ____________________

____

Fleisch und Aufschnitt: ____________________

____

Fisch: ____________________

____

Würzmittel: ____________________

____

Sonstiges: ____________________

____

DER LOGI-7-TAGE-PLAN.

Die LOGIsche Starthilfe mit dem 7-Tage-Plan:

Sie sind unsicher, wie Sie LOGI umsetzen sollen? Kein Problem, starten Sie mit unserem LOGI-Start-up-Plan für sieben Tage. Gewinnen Sie dadurch mehr Sicherheit im Umgang mit LOGI. Sie werden schnell merken, wie einfach es umzusetzen ist. Bereits nach sieben Tagen werden Sie auch ohne Ernährungsplan nach LOGI problemlos essen. Die LOGI-Tagespläne liefern im Durchschnitt 1.500 Kalorien und 40 bis 80 Gramm Kohlenhydrate auf drei Mahlzeiten verteilt. Bedenken Sie, dass Zwischenmahlzeiten zusätzliche Energie und Kohlenhydrate liefern. Achten Sie darauf, die 80-Gramm-Tagesgrenze für Kohlenhydrate nicht zu überschreiten.

Flexibel essen mit dem 7-Tage-Plan.

Selbstverständlich können Sie Ihre Mahlzeiten variieren, indem Sie Gerichte einfach austauschen. Sieben Frühstücksvarianten, sieben Mittag- und sieben Abendessen können Sie nach Lust und Laune kombinieren.

Hinweis: Alle Rezepte im 7-Tage-Plan sind für eine Person entwickelt.

CLEVER ESSEN MIT DEM LOGI-7-TAGE-PLAN.

1 FÜR

Frühstück: Pane »Antipasto« (Brotrezept auf Seite 43).

2 Brotscheiben mit jeweils 1 TL Pesto bestreichen. Rucolablätter waschen und darauf verteilen. 1 Scheibe mit getrockneten Tomaten und Parmaschinken belegen. 1 Scheibe zuerst mit Mozzarella-, dann mit Tomatenscheiben belegen. Mit Salz und Pfeffer würzen und mit frischem Basilikum garnieren. Dazu können Sie noch einen Apfel essen.

1 FÜR

Mittagessen: LOGIsche Tortilla. 200 g Petersilienwurzeln (alternativ Knollensellerie). 1 Zwiebel. 2 Eier. 25 ml Vollmilch (3,5 % Fett). 3 TL Olivenöl. 1 TL Butter. Nach Geschmack Salz und Pfeffer.

Die Petersilienwurzeln schälen und längs in 5 mm dicke Scheiben schneiden. Zwiebel schälen und in Ringe schneiden. Eier und Milch verquirlen, mit Salz und Pfeffer würzen. In einer beschichteten Pfanne (Durchmesser 16 bis 18 cm) 1 TL Öl erhitzen und die Zwiebel darin weich dünsten. In einer anderen Pfanne 2 TL Öl erhitzen und die Petersilienwurzelscheiben bei mittlerer Hitze von beiden Seiten goldbraun anbraten. Mit Salz und Pfeffer würzen. Herausnehmen und zu den Zwiebeln geben. Die Butter bei mittlerer Hitze in der leeren Pfanne zerlassen. Petersilienwurzeln und Zwiebelringe gleichmäßig in der Pfanne verteilen. Das verquirlte Ei darüber gießen und bei geschlossenem Deckel 5 bis 7 Minuten stocken lassen. Wenn der Tortilla-Boden Farbe annimmt, die Tortilla wenden und noch 2 Minuten ausbacken.

1 FÜR

Abendessen: Putenbrust Tomate-Mozzarella mit Beilagensalat. 150 g Putenbrustfilet. 1 Strauchtomate. 50 g Mozzarella. 2 EL Olivenöl und etwas Öl für die Form. 1 TL Basilikum-Pesto. 3–6 Basilikumblättchen. 1 Kopf Romana-Salat. 100 g Cocktailtomaten. 1 EL dunkler Balsamessig (Aceto balsamico). ½ TL Senf. Nach Geschmack Salz, Pfeffer und getrockneter Oregano.

Die Putenbrust kalt abspülen, trocken tupfen und leicht flach klopfen. Die Strauchtomate waschen, den Stielansatz entfernen und die Tomate in Scheiben schneiden. Den Mozzarella auch in Scheiben schneiden. Den Backofen auf 180 °C Umluft (200 °C Ober- und Unterhitze) vorheizen. 1 EL Olivenöl in einer beschichteten Pfanne erhitzen und die Putenbrust darin von beiden Seiten kurz anbraten. Eine Auflaufform dünn mit Öl einpinseln. Das Fleisch in die Auflaufform legen, mit Salz und Pfeffer würzen und die Oberseite mit Pesto bestreichen. Darauf die Tomatenscheiben, dann die Basilikumblättchen und zum Schluss die Mozzarellascheiben schichten und mit dem Oregano bestreuen. Im Backofen (Mitte) 25–30 Minuten garen. In der Zwischenzeit den Romana-Salat waschen und klein zupfen. Cocktailtomaten waschen und halbieren und zum Salat geben. Essig mit etwas Salz und Senf verschlagen, dann mit dem restlichen Öl vermischen und über den Salat träufeln. Mit Salz und Pfeffer abschmecken.

DER LOGI-7-TAGE-PLAN.

1 FÜR

Frühstück: Joghurt mit Apfel-Nuss-Müsli.

250 g Naturjoghurt, 125 g Apfel (geschält und klein geschnitten) und 1 EL (20 g) gehackte Wal- und Haselnüsse zu einem Müsli mischen.

1 FÜR

Mittagessen: Süß-saures Gemüse mit gebackenem Feta. **½ rote und ½ gelbe Paprikaschote. 2 Tomaten. ½ Zucchino. 1 Zwiebel. 1 TL Rapsöl. 1 TL Olivenöl. 2 EL gehackter Basilikum. 150 g Feta. 1 TL Honig. 1 EL heller Balsamessig (Balsamico bianco). 20 g schwarze Oliven. Nach Geschmack Salz und Pfeffer.**

Den Backofen auf 200 °C (Umluft 180 °C) vorheizen. Paprika putzen, waschen und in mundgerechte Rauten schneiden. Die Tomaten waschen, die Stielansätze herausschneiden und das Fruchtfleisch würfeln. Den Zucchino waschen, putzen, längs halbieren und in Scheiben schneiden. Die Zwiebel abziehen und fein würfeln. Rapsöl, Olivenöl, Basilikum, Salz und Pfeffer fein pürieren. Den Feta auf ein großes Stück Alufolie legen und mit 1 TL Öl-Basilikum-Mischung beträufeln und die Alufolie darüber verschließen. Etwas Öl in der Pfanne erhitzen und das Gemüse darin bei mittlerer Hitze und geschlossenem Deckel schmoren. Nach 5 Minuten den Essig und den Honig unterrrühren. Mit Salz und Pfeffer abschmecken, und die Oliven untermischen. Den gebackenen Feta dazu servieren.

1 FÜR

Abendessen: Lachs auf Spinatbett. **150 g TK-Lachs. 200 g Blattspinat. ½ Schalotte. 2 TL Olivenöl. ½ Knoblauchzehe. 50 ml Sahne. 1 Prise Muskat. Saft aus einer ½ Zitrone. Nach Geschmack Salz und weißer Pfeffer.**

Den Lachs am besten über Nacht im Kühlschrank auftauen. Den Spinat waschen und trocken schütteln. Die Schalotte schälen, in kleine Würfel schneiden und in 1 TL Öl anbraten. Anschließend den Spinat hinzufügen. Knoblauch schälen und pressen. Den Knoblauch und die Sahne zum Spinat geben und mit Salz, Pfeffer und Muskat würzen. Den Lachs abbrausen, trocken tupfen und in einer heißen Pfanne mit 1 TL Öl anbraten. Mit Salz und Pfeffer nach Geschmack würzen. Den Spinat auf einem Teller verteilen und den Lachs darauf anrichten.

CLEVER ESSEN MIT DEM LOGI-7-TAGE-PLAN.

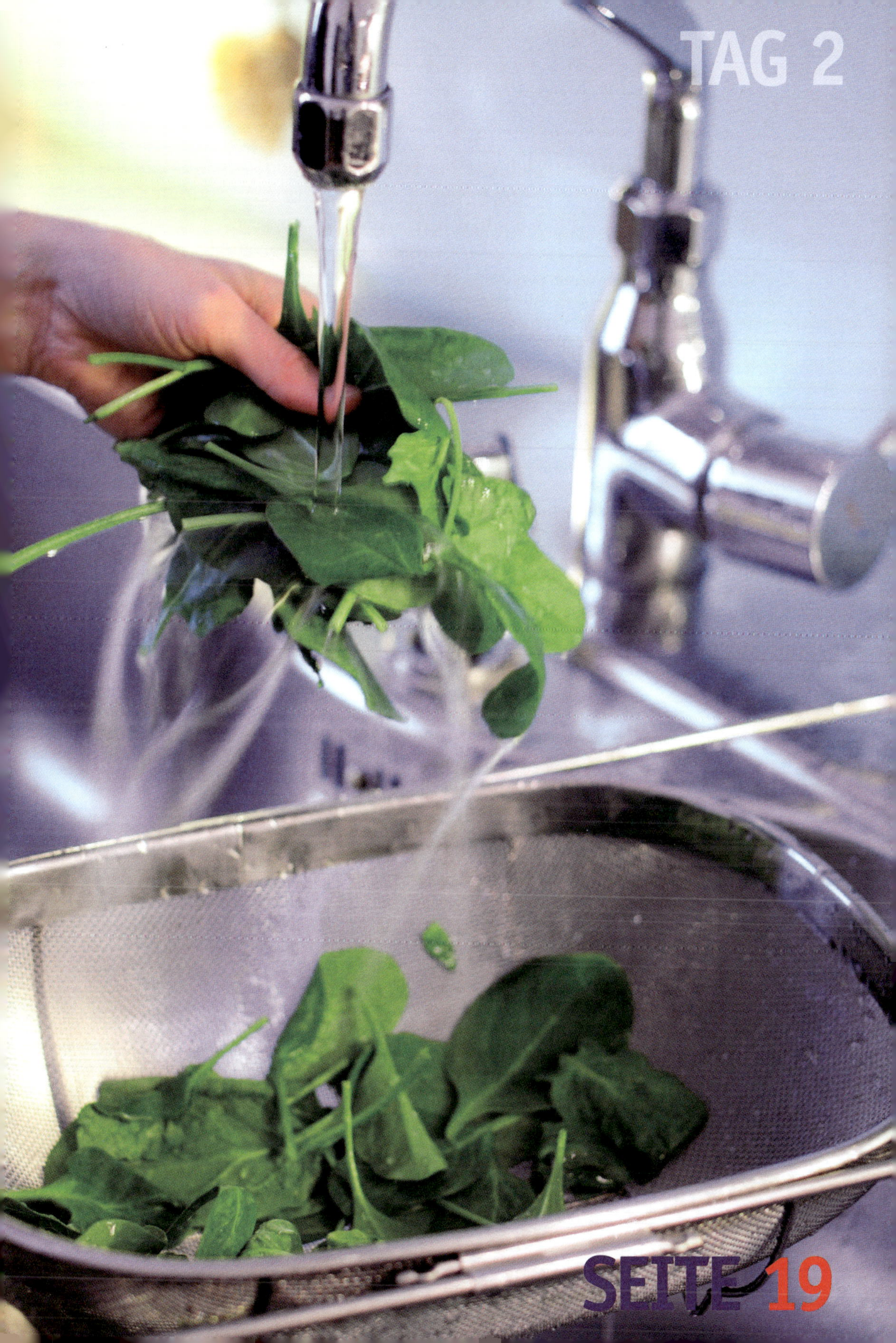

1 FÜR **Frühstück: Bunte LOGI-Brote – Bruschetta und Avocadoschnitte.** **2 Scheiben (60 g) LOGI-Brot (Rezept siehe Seite 43). 1 kleine Tomate. ½ kleine Frühlingszwiebel. 1 TL Olivenöl. 1 TL dunkler Balsamessig (Aceto balsamico). 1 TL Oregano. 20 g Avocado-Fruchtfleisch. 1 EL Frischkäse. Nach Geschmack Salz und Pfeffer.**

Bruschetta: Die Tomate waschen, halbieren, aushöhlen (Kernchen verwerfen), würfeln und in eine Schale geben. Die Frühlingszwiebel putzen, waschen, fein schneiden und zu den Tomatenwürfeln geben. Mit Olivenöl, Essig und Oregano verrühren, mit Salz und Pfeffer würzen. Eine Scheibe Brot damit bestreichen.

Avocadoschnitte: Die Avocado in Scheiben schneiden. Eine Scheibe Brot mit Frischkäse bestreichen und mit den Avocadoscheiben belegen. Mit Salz und Pfeffer würzen.

1 FÜR **Mittagessen: Italienischer Auberginenauflauf mit Mozzarella.** **1 Aubergine (400 g). 1 Zwiebel. 1 EL Olivenöl. 1 kleine Dose geschälte Tomaten (240 g). 100 g Mozzarella. 20 g frisch geriebener Parmesan. Nach Geschmack Salz, Pfeffer aus der Mühle, gerebelter Oregano und frischer Basilikum.**

Den Backofen auf 220 °C Ober- und Unterhitze (200 °C Umluft) vorheizen. Die Aubergine waschen, trocken tupfen und in fingerdicke Scheiben schneiden, auf ein Blech mit Backpapier legen und im Backofen von beiden Seiten 5–7 Minuten grillen. Die Zwiebel abziehen und in Ringe schneiden. Das Olivenöl in einer Pfanne erhitzen und die Zwiebelringe darin glasig dünsten. Die geschälten Tomaten dazugeben, mit Salz, Pfeffer, Oregano und Basilikum würzen und 8–10 Minuten auf niedriger Stufe offen einkochen lassen. Den Mozzarella in dünne Scheiben schneiden. In eine kleine Auflaufform 2 EL Tomatensauce hineingeben und mit einer Schicht Auberginenscheiben bedecken. Darauf in dieser Reihenfolge 2–3 EL Tomatensauce, Mozzarellascheiben, 1 TL geriebener Parmesan schichten. Das Ganze so lange weiterführen, bis alle Lebensmittel verbraucht sind. Den Auflauf im vorgeheizten Backofen (Mitte) 15–20 Minuten backen.

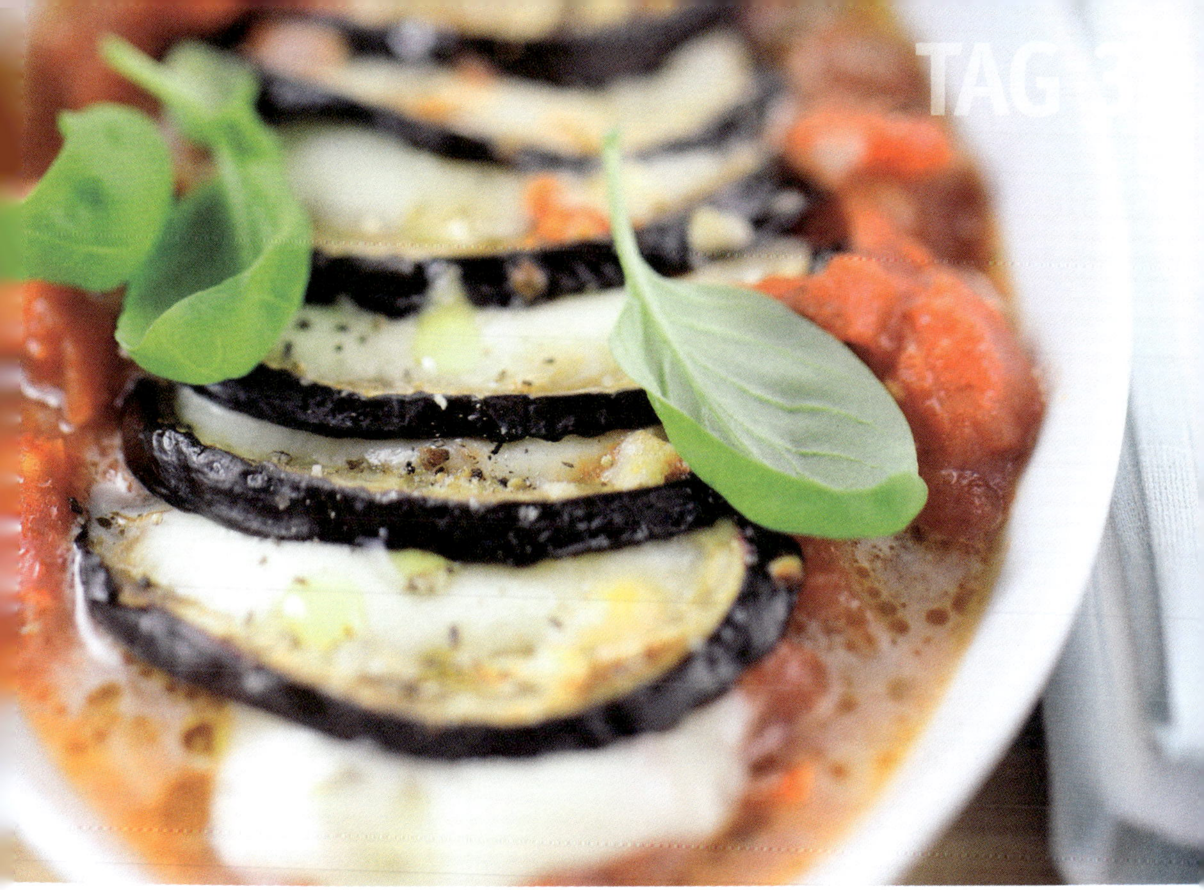

Mittagessen: Italienischer Auberginenauflauf mit Mozzarella.

1 FÜR

Abendessen: Minutensteak mit Kräuterbutter und Bohnengemüse.
250 g frische grüne Bohnen (oder TK). 1 mageres Minutensteak (200 g). 1 EL Olivenöl. 1 EL Rapsöl. 1 TL Dijon-Senf. 2 EL heller Balsamessig (Balsamico bianco). 1 TL Honig. 1 TL Kräuterbutter. Nach Geschmack Salz und Pfeffer.

Die Bohnen in leicht gesalzenem Wasser 12–15 Minuten kochen. In ein Sieb abgießen, kalt abschrecken und abkühlen lassen. Den Backofen auf 80 °C vorheizen. Rapsöl in der Pfanne erhitzen. Das Steak darin von beiden Seiten 1 Minute anbraten. In Alufolie wickeln und im Backofen 5 Minuten ruhen lassen. Für das Dressing Olivenöl, Dijon-Senf, Essig, Honig und eine Prise Salz cremig verschlagen und unter die Bohnen mischen. Das Steak mit Kräuterbutter und dem Bohnengemüse verzehren.

TIPP *Kochen Sie 300 Gramm Bohnen für den nächsten Tag mehr ab.*

DER LOGI-7-TAGE-PLAN.

1 FÜR

Frühstück: Beerenshake mit Minze.

200 g angetaute TK-Beeren (ungezuckert), 1 TL klein gehackte Minze, 250 ml Milch (3,5 % Fett) im Mixer zu einem Shake verrühren.

1 FÜR

Mittagessen: Griechischer Bohnensalat. **300 g gekochte Bohnen (vom Vortag). 4 getrocknete Tomaten (nicht in Öl eingelegt). 150 g Cocktailtomaten. 100 g Feta. 20 schwarze Oliven. ½ rote Zwiebel. 2 EL dunkler Balsamessig (Aceto balsamico). 1 EL Olivenöl. Nach Geschmack Salz und schwarzer Pfeffer aus der Mühle.**

Die Bohnen in eine Salatschüssel geben. Die getrockneten Tomaten fein würfeln. Die Tomaten waschen und halbieren. Den Feta würfeln. Die Oliven gegebenenfalls entkernen und vierteln. Die Zwiebel abziehen, in feine Ringe schneiden. Alle Zutaten zu den Bohnen geben. Für das Dressing Essig, Salz und Pfeffer verrühren, das Öl unterschlagen. Unter den Salat heben und alles gut durchmischen.

1 FÜR

Abendessen: Zanderfilet mit mediterranem Gemüse. **Je ½ rote und gelbe Paprikaschote. 1 kleine Fenchelknolle. ½ Zucchino. 1 kleine Möhre. 2 EL Olivenöl. Ein paar kleine Thymianzweige. 1 Knoblauchzehe. 1 TL Rapsöl. 1 Zanderfilet mit Haut (150 g). Nach Geschmack Salz und schwarzer Pfeffer aus der Mühle.**

Die Paprikaschoten waschen, vierteln, putzen. Fenchel, Zucchino und Möhre putzen und waschen. Fenchel und Zucchino in etwa 3 mm dicke Scheiben, die Möhre in feine Scheibchen schneiden und dann in sprudelnd kochendem Salzwasser kurz blanchieren, in kaltem Wasser abschrecken und in einem Sieb abtropfen lassen. Fenchel, Zucchini und Paprika nacheinander bei milder Hitze in 1 EL Olivenöl von beiden Seiten anbraten. Zum Schluss die Möhrenscheiben und Thymianzweige zugeben und weitere 5 Minuten mitgaren. Mit Salz und Pfeffer würzen. Den Knoblauch abziehen, in Scheiben schneiden und mit 1 EL Olivenöl unter das Gemüse mischen.

1 TL Rapsöl in einer Pfanne erhitzen. Das Zanderfilet kalt abbrausen, trocken tupfen und mit der Hautseite nach unten im heißen Öl bei geringer Hitzezufuhr etwa 3 Minuten kross anbraten. Den Fisch wenden, die Pfanne vom Herd nehmen und den Fisch darin in der Nachhitze 5–7 Minuten glasig durchziehen lassen. Mit Salz und Pfeffer würzen und mit dem Gemüse auf einer Platte anrichten.

CLEVER ESSEN MIT DEM LOGI-7-TAGE-PLAN.

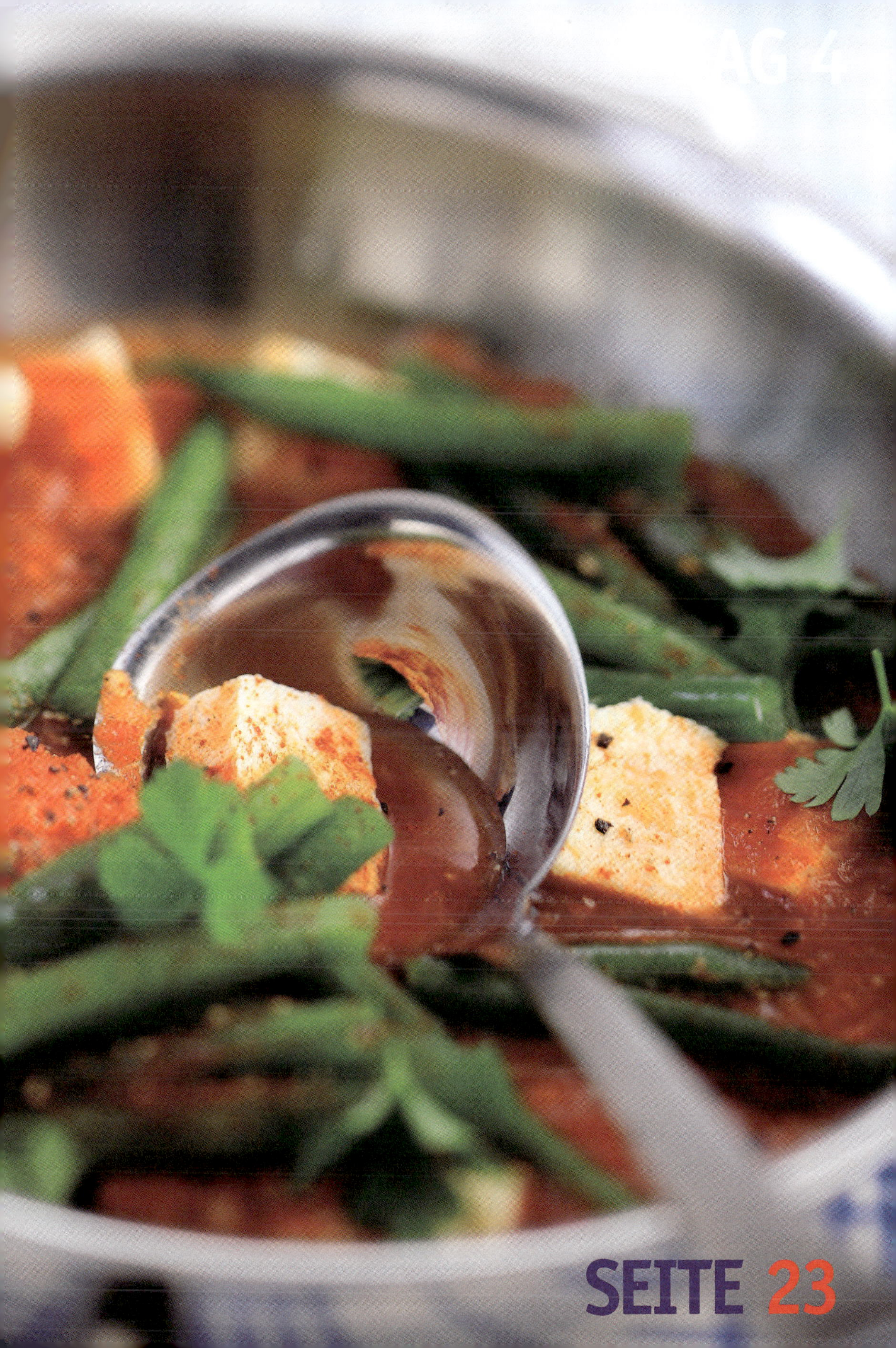

SEITE 23

DER LOGI-7-TAGE-PLAN.

1 FÜR

Frühstück: Scharfer Hüttenkäse. **1 gelbe Paprikaschote. 5 Cocktailtomaten. 2 Lauchzwiebeln. 4–5 Blätter Basilikum. 200 g Hüttenkäse (20 % F. i. Tr.). 1 TL Olivenöl. 1 TL Sonnenblumenkerne. Nach Geschmack Salz und Pfeffer.**

Die Paprika putzen, waschen und in kleine Würfel schneiden. Tomaten waschen und fein würfeln. Lauchzwiebeln putzen, waschen und in feine Ringe schneiden. Basilikumblättchen in feine Streifen schneiden. Den Hüttenkäse mit Paprika, Tomaten, Lauchzwiebeln und Basilikum vermengen. Olivenöl, Sonnenblumenkerne, Salz und Pfeffer unterrühren und abschmecken.

1 FÜR

Mittagessen: Exotischer Salat mit gebratenen Putenbruststreifen. **150 g Putenbrust. 1 EL Rapsöl. 75 g Eisbergsalat. 75 g Mango (geschält gewogen). 75 g Ananas (geschält gewogen). 75 g rote Paprikaschote. 125 g Naturjoghurt (3,5 % Fett). 1 EL Orangensaft. 1 EL Zitronensaft. 1 TL Honig. ½ TL Curry. Nach Geschmack scharfe Chilisauce und Salz.**

Putenbrust waschen, trocken tupfen, dünn klopfen und in dünne Streifen schneiden. Im Öl von allen Seiten goldbraun anbraten. Mit Salz und Pfeffer würzen und dann zur Seite stellen. Den Salat waschen, trocken schleudern und in mundgerechte Stücke zupfen. Mango und Ananas in kleine Stücke schneiden. Die Paprika in feine Streifen schneiden. Alle Zutaten auf einem Teller anrichten. Die gebratenen Putenstreifen auf dem Salat verteilen. Für das Dressing den Joghurt mit Orangen- und Zitronensaft glatt rühren. Mit Honig, Curry und wenig Chilisauce abschmecken, leicht salzen und über den Salat geben.

CLEVER ESSEN MIT DEM LOGI-7-TAGE-PLAN.

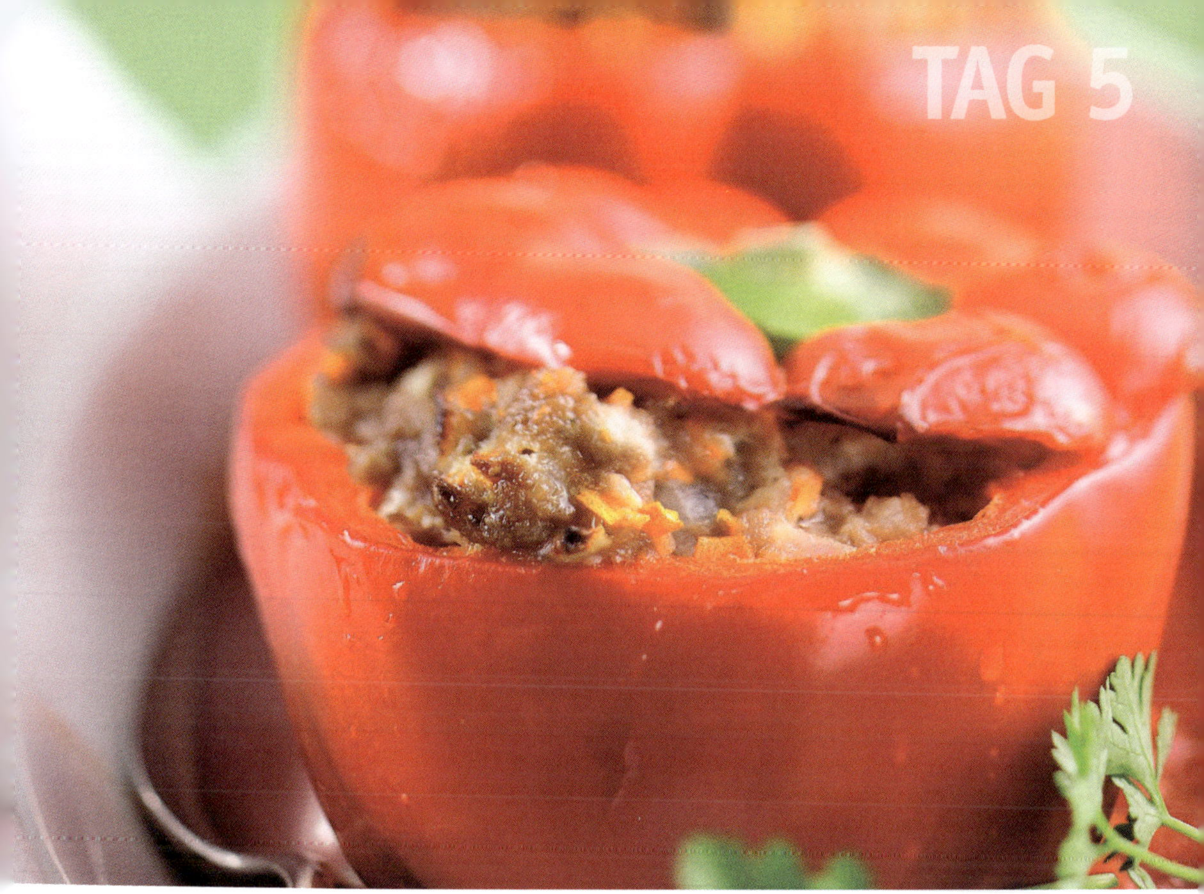

Abendessen: Gefüllte Paprika.

1 FÜR

Abendessen: Gefüllte Paprika. **1 große rote Paprikaschote. 1 Zwiebel (80 g). 1 Knoblauchzehe. 1 Möhre. 125 g gemischtes Hackfleisch. 50 g Magerquark. 1 Ei. 1 TL Olivenöl. 2 Tomaten. 60 ml Gemüsebrühe. 1 EL Sahne. Nach Geschmack Petersilie, Salz und Pfeffer.**

Den Backofen auf 180 °C (Umluft 160 °C) vorheizen. Die Paprikaschote waschen, um die Stielansätze einen Deckel herausschneiden, die Kerne und die Trennwände entfernen. Zwiebel und Knoblauchzehe abziehen und fein würfeln. Die Möhre putzen, waschen und klein würfeln. Das Hackfleisch mit Quark, Zwiebel, Knoblauch, Möhre und Ei gut vermischen. Die Paprika mit dieser Masse füllen und in eine mit Öl dünn eingefettete Auflaufform stellen und den Paprikadeckel aufsetzen. Die Tomaten waschen und sehr fein würfeln. In der Auflaufform um die Paprika verteilen und die Gemüsebrühe angießen. Im Backofen (Mitte) etwa 30 Minuten schmoren. Vor dem Servieren die Sahne zugeben und mit dem Tomatengemüse verrühren. Mit frisch gehackter Petersilie bestreuen und servieren.

DER LOGI-7-TAGE-PLAN.

1 FÜR

Frühstück: Omelett mit Kresse und Tomaten. **150 g Cocktailtomaten. 1 TL Olivenöl. 2 Eier. 1 EL Mineralwasser mit Kohlensäure. 1 EL Milch. 1 TL Butter. 1 EL Kresse. Nach Geschmack Salz und Pfeffer.**

Die Tomaten waschen und halbieren. Das Öl in einer Pfanne erhitzen und die Tomaten darin schmoren. Salzen und herausnehmen. Die Eier mit Wasser und Milch verquirlen, mit Salz und Pfeffer würzen. Die Butter in der Pfanne zerlassen und die Eimasse darin stocken lassen. Das Omelett wenden und goldbraun braten. Die Hälfte des Omeletts mit den Schmortomaten bedecken. Die Kresse darauf verteilen und die andere Omeletthälfte darüber klappen.

1 FÜR

Mittagessen: Erbseneintopf mit Wiener Würstchen. **100 g Erbsen (getrocknet oder TK). 20 g Speck, durchwachsen. ½ Zwiebel. 1 Möhre. 100 g Sellerie. ½ TL gerebelter Majoran. 1 Wiener Würstchen. 1 EL Petersilie. Nach Geschmack Salz und Pfeffer.**

Die Erbsen waschen und über Nacht in 750 ml Wasser einweichen. Den Speck würfeln und in einem Topf auslassen, Zwiebel schälen und fein hacken. Möhre und Sellerie schälen, würfeln und mit dem Speck anbraten. Erbsen mit dem Einweichwasser hineingeben und etwa 1 Stunde köcheln lassen. Dann den Majoran und das Würstchen für circa 2 Minuten zugeben. Zum Schluss die Petersilie waschen, hacken und darüber streuen.

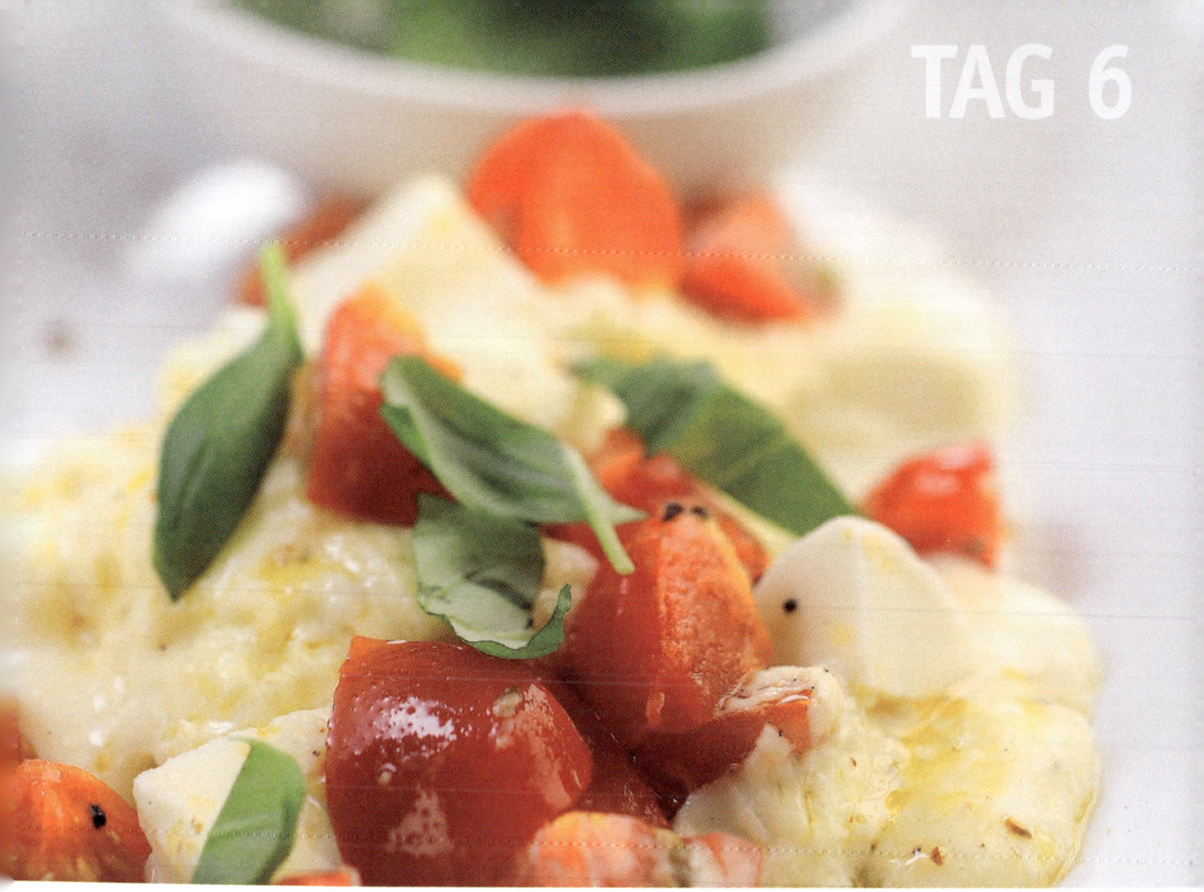

Frühstück: Omelett mit Kresse und Tomaten.

1 FÜR **Abendessen: Möhrentagliatelle mit Garnelen.** **50 g TK-Erbsen. 2 große Möhren (ca. 300 g). 100 g Garnelen oder Shrimps. 10 g Pinienkerne. 1 Msp. Sambal Oelek. 1 TL Rapsöl. 1 TL Olivenöl. 1 EL asiatische Chilisauce, süß-scharf. 1 TL rosa Pfefferbeeren. Nach Geschmack Salz und Pfeffer.**

Die Erbsen auftauen lassen. In einem mittelgroßen Topf Wasser zum Kochen bringen. Die Möhren putzen, waschen und mit einem Gemüseschäler in dünne Streifen – ähnlich Bandnudeln – hobeln. Das Wasser salzen und die Möhrenstreifen darin 2 Minuten blanchieren. Mit kaltem Wasser abschrecken und in einem Sieb abtropfen lassen. Die Garnelen unter kaltem Wasser abbrausen und trocken tupfen. Die Pinienkerne in einer beschichteten Pfanne ohne Fett rösten bis sie duften. Beiseite stellen. Die Garnelen salzen und mit ganz wenig Sambal Oelek bestreichen. In einer großen beschichteten Pfanne 1 TL Rapsöl erhitzen. Die Garnelen darin von beiden Seiten anbraten. Herausnehmen und beiseite stellen. In der gleichen Pfanne 1 TL Olivenöl erhitzen. Die Möhrenstreifen darin unter Rühren 1 Minute anbraten. Mit Chilisauce, Salz und Pfeffer abschmecken. Die Garnelen, die Pinienkerne, die aufgetauten Erbsen sowie die rosa Pfefferbeeren zugeben und unter Rühren noch 2–3 Minuten garen.

DER LOGI-7-TAGE-PLAN.

1 FÜR

Frühstück: Eiersalat. **2 Eier. 4 Cherrytomaten. 60 g Lauchzwiebeln. 200 g Hüttenkäse. 1 TL Senf. Nach Geschmack Salz und Pfeffer.**

Eier abkochen und klein schneiden. Tomaten waschen und halbieren, Lauchzwiebeln waschen und in feine Würfel schneiden. Eier, Tomaten, Zwiebeln mit dem Hüttenkäse verrühren und mit Senf, Salz und Pfeffer abschmecken.

1 FÜR

Mittagessen: Schnelles Gemüsegratin mit Pinienkernen. **100 g Fenchel. 1 Möhre. 100 g Kaiserschoten. 100 g gelbe Brechbohnen. 1 TL Olivenöl. 100 g Mozzarella. 15 g Pinienkerne. Nach Geschmack Petersilie, Salz und Pfeffer.**

Den Backofen auf 180 °C (Umluft 160 °C) vorheizen. Fenchel und Möhre putzen, waschen und in dünne Scheiben schneiden. Kaiserschoten und Brechbohnen waschen und in mundgerechte Stücke schneiden. In einem großen Topf Salzwasser zum Kochen bringen und das Gemüse darin nacheinander jeweils etwa 3 Minuten blanchieren. Mit eiskaltem Wasser abschrecken und im Sieb abtropfen lassen.

Eine Auflaufform dünn mit Olivenöl einfetten. Das Gemüse nach Farben sortiert einschichten, mit etwas Salz und Pfeffer würzen. Den Mozzarella abtropfen lassen und in sehr feine Stifte schneiden. Den Auflauf mit Mozzarella und Pinienkernen bestreuen. Im Backofen (Mitte) etwa 15–20 Minuten bei 180 °C überbacken, bis der Käse goldgelb ist. Vor dem Servieren mit frisch gehackter Petersilie bestreuen.

1 FÜR

Abendessen: Rindfleisch mit Austernpilzen und Zucchini. **100 g Austernpilze. 150 g mageres Rindfleisch aus der Schulter. 1 EL Rapsöl. 1 Zwiebel. 25 g Schinkenwürfel. 1 Zucchino (200 g). 1 Spritzer Zitronensaft. 25 g Sauerrahm. Nach Geschmack Petersilie, Salz und Pfeffer.**

Die Austernpilze unter fließendem Wasser kurz abbrausen, putzen und große Pilze in mundgerechte Stücke schneiden. Das Rindfleisch in mundgerechte Würfel schneiden.

Das Öl in einer Pfanne erhitzen. Die Zwiebel abziehen, würfeln und im Öl glasig dünsten. Das Fleisch dazugeben und rundum gut anbraten. Dann die Schinkenwürfel dazugeben und ebenfalls anbraten. Schließlich die Pilze zugeben, kurz schmoren lassen. Mit Salz und Pfeffer würzen. Inzwischen den Zucchino waschen, putzen, längs halbieren und würfeln. Zur Pilzpfanne geben und alles zugedeckt 10 Minuten schmoren. Erneut mit Salz, Pfeffer und etwas Zitronensaft abschmecken. Mit einem Klecks Sauerrahm und etwas Petersilie servieren.

CLEVER ESSEN MIT DEM LOGI-7-TAGE-PLAN.

Abnehmen auch ohne Diätplan.

Sie haben durch den 7-Tage-Plan mehr Sicherheit gewonnen oder essen Sie schon länger nach LOGI? Dann brauchen Sie jetzt keinen Plan mehr, denn das eigentliche Prinzip dieser Methode liegt genau darin: kein strenger Diätplan, keine Kalorienzählerei, kein Abwiegen! Nutzen Sie einfach unsere zehn LOGI-Regeln und die LOGI-Pyramide als Orientierungshilfe.

Viele tolle Rezepte finden Sie außerdem in den weiteren LOGI-Büchern.

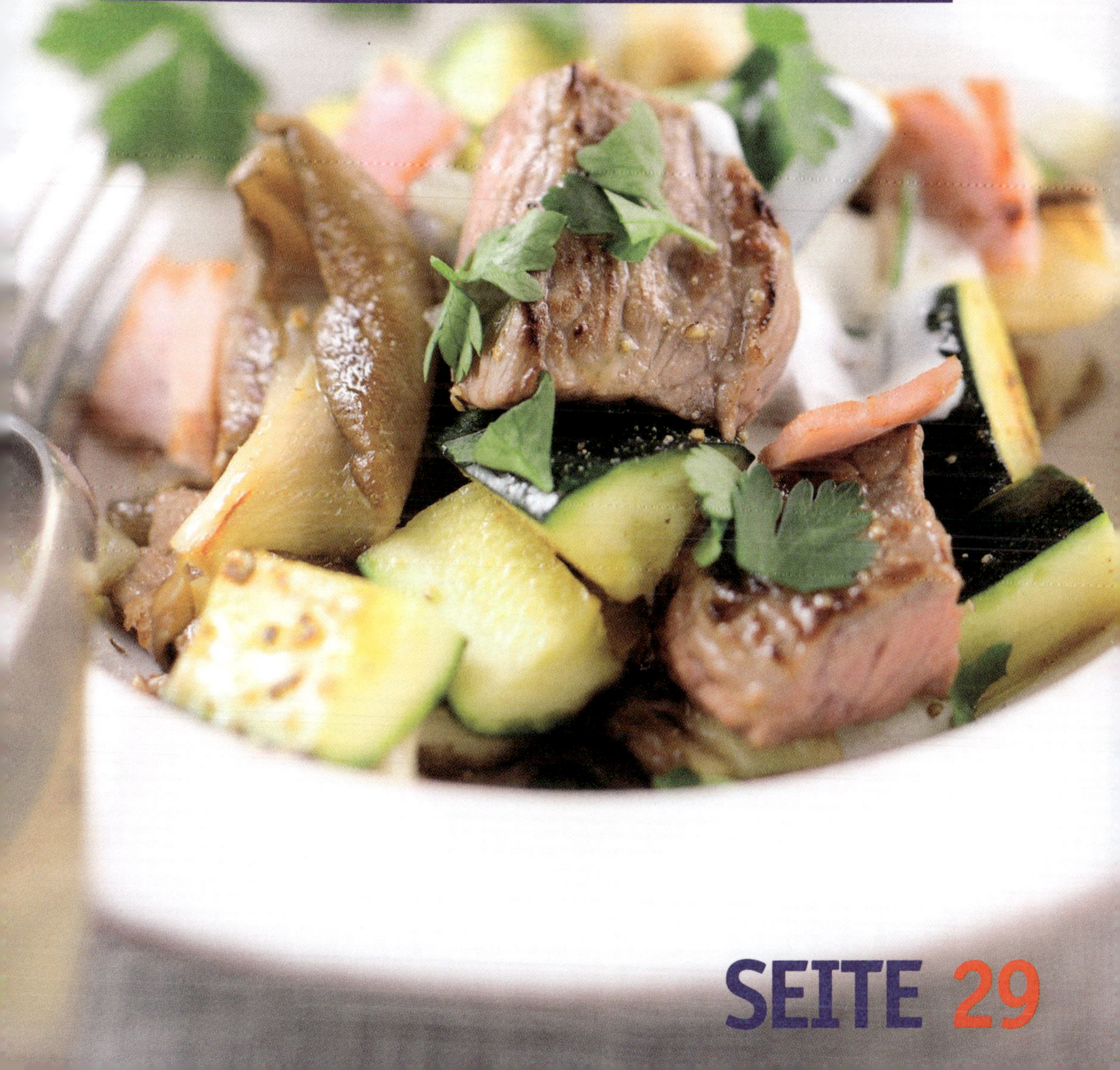

Die LOGI-Pyramide nach Dr. Nicolai Worm.

Die LOGI-Pyramide teilt Lebensmittel nach ihrer Blutzuckerwirkung ein.

Letzte Stufe: Sehr starke Blutzuckerwirkung – selten verzehren!

Getreideprodukte aus raffiniertem Mehl (Weißmehl) wie Weißbrot und -brötchen, geschälter Reis, Süßwaren und gesüßte Erfrischungsgetränke lassen den Blutzuckerspiegel am stärksten Achterbahn fahren. Das fördert den Hunger auf weitere Kohlenhydrate. Deswegen sollten die Produkte dieser Lebensmittelgruppe nur selten verzehrt werden.

Dritte Stufe: Starke Blutzuckerwirkung – in Maßen genießen!

Vollkornprodukte, Nudeln, brauner Reis, Mais und Kartoffeln. sollten nur in Maßen verzehrt werden. Die absolute Menge ist von verschiedenen Faktoren abhängig. Verzehr nach der Faustregel: Je dicker der Bauch und je geringer die sportliche Aktivität, desto weniger Kohlenhydrate sollten auf dem Teller landen.

Zweite Stufe: Geringe Blutzuckerwirkung – täglich zu jeder Mahlzeit verzehren!

Oft hört man Vorurteile, dass bei LOGI täglich Fleisch empfohlen wird. Das ist nicht ganz richtig – die Abwechslung der Eiweißquellen ist sogar von Vorteil. Neben Fleisch gehören Eiweißlieferanten wie Fisch, Meerestiere, Milch und Milchprodukte, Hülsenfrüchte, Nüsse, Käse und Eier regelmäßig auf den LOGIschen Speiseplan. Zum Beispiel pro Woche drei- bis viermal Fleisch und zwei- bis dreimal Fisch. Täglich zwei bis drei Portionen Milch und Milchprodukte sowie regelmäßig Hülsenfrüchte und Eier.

Basis: Geringe Blutzuckerwirkung – täglich reichlich zu jeder Mahlzeit verzehren!

Zwei Portionen zuckerarmes Obst wie Beeren und drei Portionen stärkefreies Gemüse und Salate lautet die Empfehlung für diese Lebensmittelgruppe. Hochwertige Öle wie Olivenöl, Rapsöl und Butter sollten großzügig in die Mahlzeiten integriert werden.

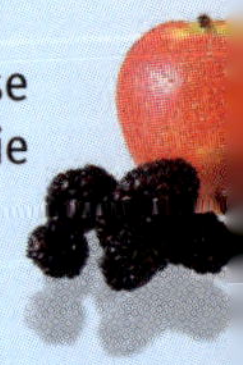

DIE LOGI-PYRAMIDE: LOGI AUF EINEN BLICK!

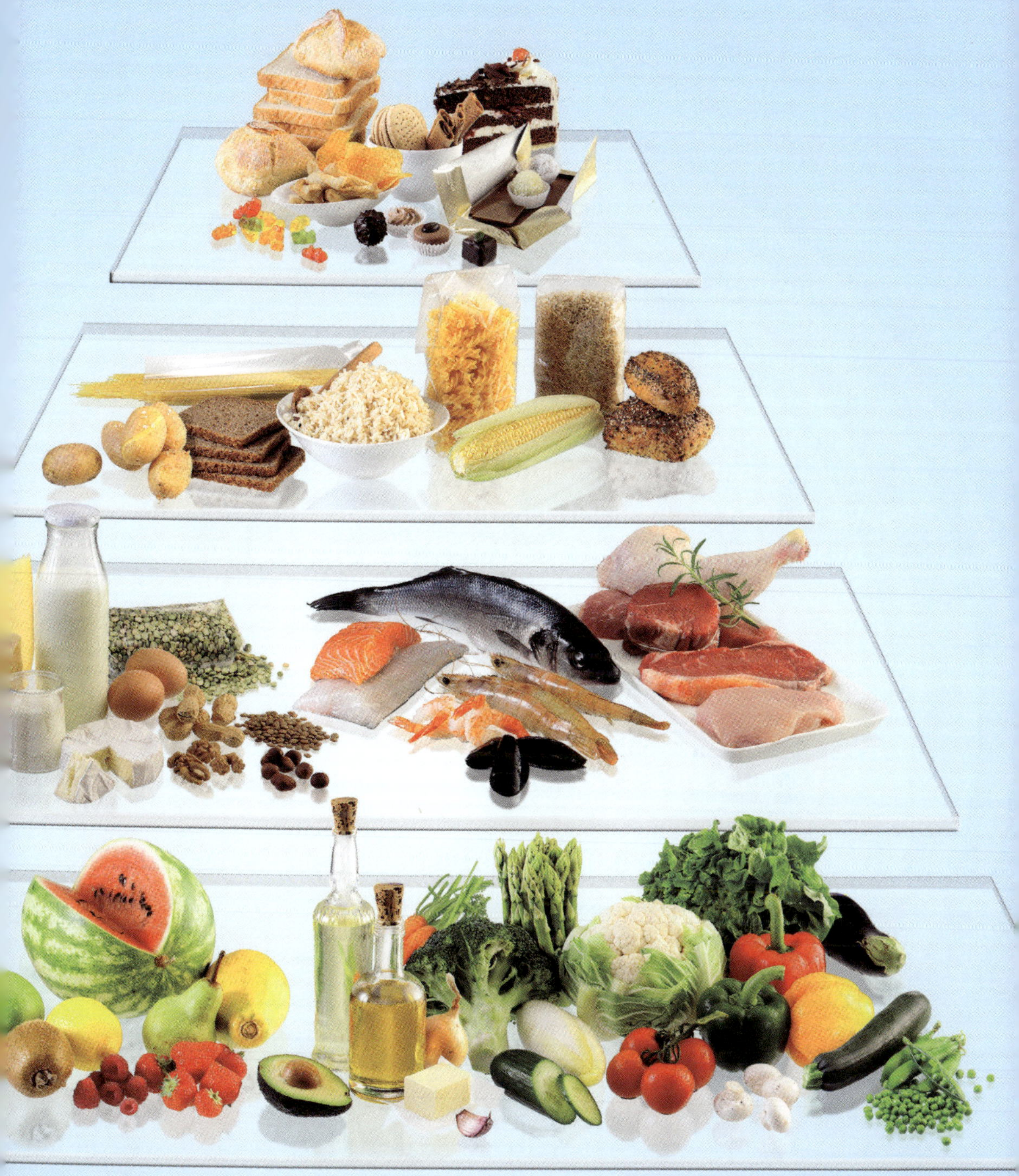

SEITE 31

Die zehn wichtigsten LOGI-Regeln:

01. Essen Sie maximal ein- bis zweimal pro Tag eine kleine Portion Brot, Nudeln oder Kartoffeln. Verzichten bei Getreide auf Weißmehlprodukte.

02. Versuchen Sie, abends auf kohlenhydratreiche Lebensmittel zu verzichten.

03. Essen Sie zu jeder Mahlzeit viel Gemüse, Pilze, Salat oder zuckerarmes Obst. Diese Komponente sollte immer die Hälfte auf Ihrem Teller ausmachen.

04. Genießen Sie zu jeder Mahlzeit immer ein eiweißhaltiges Lebensmittel wie Fisch, mageres Fleisch, Eier, Meeresfrüchte, Hülsenfrüchte, Milch und Milchprodukte.

05. Verwenden Sie hochwertige Öle, wie Raps-, Oliven- oder Nussöle und Butter als Streichfett. Bauen Sie in Ihren Speiseplan fetthaltige Lebensmittel wie Avocado und Nüsse ein.

06. Verzichten Sie auf Fertig- und Lightprodukte. Sie enthalten häufig viele versteckte Zucker.

07. Vermeiden Sie Kombinationen aus Kohlenhydraten und Fett (Croissant, Pizza, Käsebrot, Schokokuchen et cetera).

08. Essen Sie dreimal am Tag – sättigen Sie sich dabei intelligent mit viel Ballaststoffen (aus Gemüse, Salat, Pilzen, Hülsenfrüchten) und Eiweiß.

09. Trinken Sie ausreichend kalorienfreie Getränke.

10. Erhöhen Sie Ihren Bewegungslevel.

LOGI METHODE

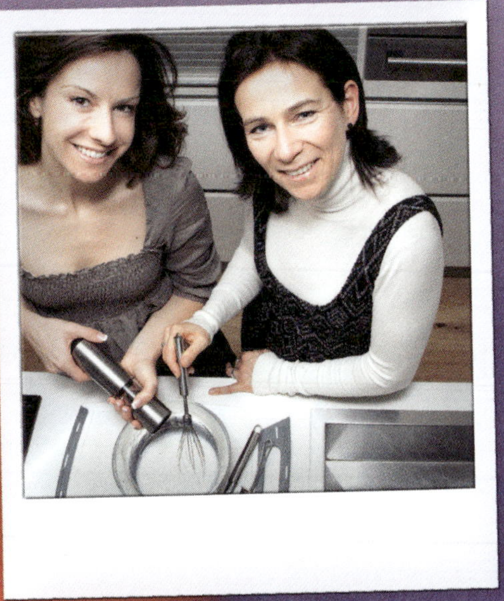

Wir wünschen Ihnen viel Erfolg und viel Spaß mit Ihrem ganz persönlichen 10-Wochen-LOGI-Power-Programm!

Herzlichst,
Heike Lemberger und Franca Mangiameli

MONTAG.

Datum:

Mein Ernährungsprotokoll.

Mahlzeit:	Uhrzeit:	Menge:	Ich habe gegessen:	Warum habe ich gegessen:
Frühstück				
Mittagessen				
Abendessen				
Snacks				

Mein Trinkcheck (kreuzen Sie an, wie viel Sie getrunken haben. Ein Glas steht für 200 Milliliter.)

Tipp: hiervon 1,5–2,0 Liter

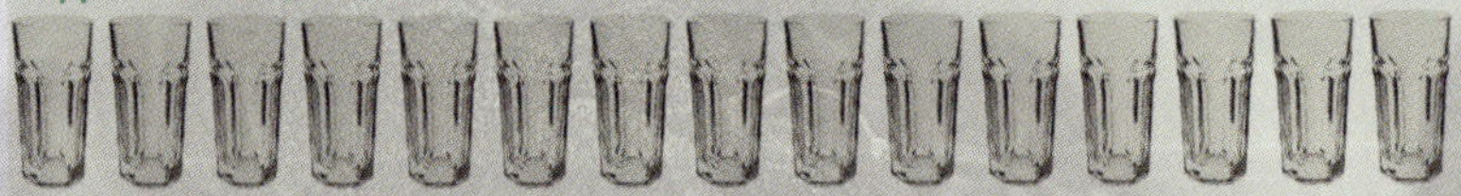

So viele **kalorienfreie Getränke** habe ich heute getrunken (zum Beispiel Wasser, Tee et cetera).

Gesamtmenge (Liter) an **kalorienfreien** Getränken: ___,___ Liter

Tipp: Je weniger, desto besser!

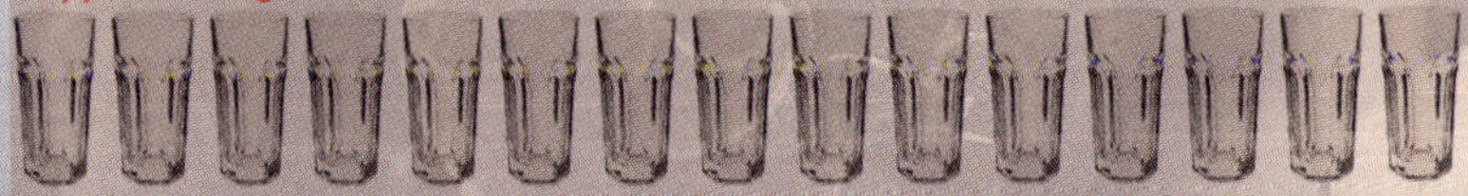

Weiterhin habe ich noch **kalorienhaltige Getränke** (Limonade, Säfte, Schorlen et cetera) zu mir genommen.

Gesamtmenge (Liter) an **kalorienhaltigen** Getränken: ___,___ Liter

Meine Tagesbewertung.

Das habe ich heute gut gemacht:

Das muss ich morgen besser machen:

LOGI-WOCHE 1.
ERNÄHRUNGSTAGEBUCH.

WIEGETAG.

1. Woche. Los geht's!

Ermitteln Sie heute Morgen direkt nach dem Aufstehen Ihr Ausgangsgewicht. Tragen Sie es in die Gewichtskurve auf Seite 13 ein. Messen Sie dann Ihren Taillenumfang und tragen Sie den Wert in die Tabelle »Entwicklung von BMI und Taillenumfang« auf Seite 7 ein.

Mehr Sicherheit durch Selbstkontrolle.

Das Ernährungsprotokoll: Checken Sie selbst, wie gut Sie LOGI umsetzen.

Im LOGI-Tagebuch finden Sie für jeden Tag ein Ernährungsprotokoll. Sie sind sich unsicher, ob Sie LOGI richtig umsetzen? Schreiben Sie doch einfach auf, was Sie gegessen haben. Mithilfe unserer Ernährungsprotokoll-Analyse-Tipps und den zehn LOGI-Regeln können Sie so täglich sehen, ob alles im Lot ist.

Fühlen Sie sich sicher in der Umsetzung der LOGI-Methode, so reicht es, wenn Sie sporadisch eine Selbstkontrolle durchführen.

Sie wollen schauen, ob Sie LOGI richtig umsetzen? Oder Sie nehmen einfach nicht ab, oder das Gewicht stagniert? Überprüfen Sie folgende Punkte:

- Essen Sie mindestens und maximal zwei Portionen zuckerarmes Obst?
- Essen Sie mindestens drei Portionen Gemüse, Pilze und Salat?
- Essen Sie zu jeder Mahlzeit eine Eiweißkomponente?
- Essen Sie wie empfohlen dreimal am Tag oder »grasen« Sie zwischendurch?
- Trinken Sie ausreichend (1,5–2,0 Liter kalorienfreie Getränke)?
- Meiden Sie Weißmehlprodukte?
- Achten Sie darauf, dass Sie nicht mehr als zwei kleine Portionen Getreide- und Getreideprodukte sowie Kartoffeln essen?
- Haben Sie auf versteckte Zucker geachtet (Fruchtsäfte, Fertigprodukte, Zucker im Kaffee, Fruchtjoghurts)?
- Haben Sie darauf geachtet, nicht öfter als einmal pro Tag zu naschen?
- Setzen Sie sonst alle LOGI-Regeln um?

DIENSTAG.

Datum: ____________

Mein Ernährungsprotokoll.

Mahlzeit:	Uhrzeit:	Menge:	Ich habe gegessen:	Warum habe ich gegessen:
Frühstück				
Mittagessen				
Abendessen				
Snacks				

Mein Trinkcheck (kreuzen Sie an, wie viel Sie getrunken haben. Ein Glas steht für 200 Milliliter.)

Tipp: hiervon 1,5–2,0 Liter

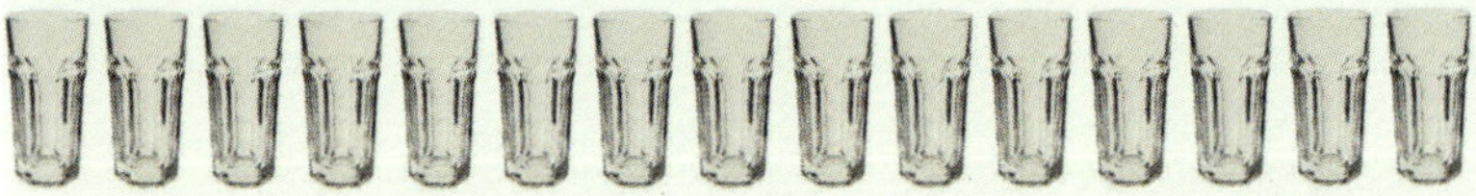

So viele **kalorienfreie Getränke** habe ich heute getrunken (zum Beispiel Wasser, Tee et cetera).

Gesamtmenge (Liter) an **kalorienfreien** Getränken: ___,___ Liter

Tipp: Je weniger, desto besser!

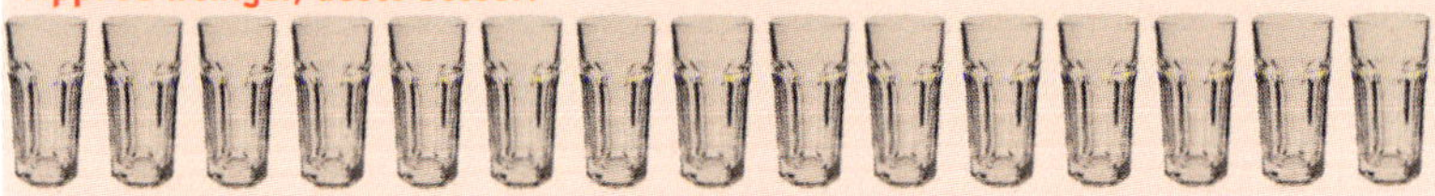

Weiterhin habe ich noch **kalorienhaltige Getränke** (Limonade, Säfte, Schorlen et cetera) zu mir genommen.

Gesamtmenge (Liter) an **kalorienhaltigen** Getränken: ___,___ Liter

Meine Tagesbewertung.

Das habe ich heute gut gemacht: ____________

____

Das muss ich morgen besser machen: ____________

____

LOGI-WOCHE 1.
ERNÄHRUNGSTAGEBUCH.

Die Kohlenhydratfalle.

Für bestimmte Personengruppen sind Kohlenhydrate richtige Dickmacher. Besonders Personen mit Bauchfettansatz und Bewegungsmangel sollten Kohlenhydrate reduzieren, da sie sonst zu viel vom Masthormon Insulin produzieren. Das ist nicht nur ungesund, sondern macht auch noch dick. Essen Sie am Tag nicht mehr als 80 Gramm Kohlenhydrate!

Welche Lebensmittel liefern wie viele Kohlenhydrate?

Lebensmittel	Menge	Kohlenhydrate	
Nudeln	60 g (= 150 g gekocht)	46 g	
Hirse	60 g (= 150 g gekocht)	41 g	
Mais	60 g	39 g	
Reis	50 g (= 150 g gekocht)	35 g	
Vollkornbrötchen	1 Stück (60 g)	26 g	
Brötchen (weiß)	1 Stück (60 g)	26 g	
Weißbrot	1 Scheibe (45 g)	22 g	
Vollkornbrot	1 Scheibe (50 g)	19 g	
Kartoffeln	150 g	21 g	
Fruchtsäfte wie Apfel- und Orangensaft	200 ml	18 g bis 22 g	
Obst – zuckerreich: Banane, Mango, Ananas, Trauben, Kirschen et cetera	150 g	ab 15 g bis 30 g	
Milch, Joghurt, Quark und Kokosmilch (alle ungezuckert)	150 g	6 g bis 7 g	
Hülsenfrüchte gegart (Linsen, Bohnen, Erbsen, Sojabohnen, Kichererbsen)	150 g	5 g bis 25 g	
Obst – zuckerarm: Zitrusfrüchte, Apfel, Birne, Beerenobst, Melone, Papaya, Kiwi et cetera	150 g	4 g bis 15 g	
Gemüse, Salat und Pilze	150 g	1 g bis 10 g	
Nüsse, Kerne	20 g	< 2 g	
Frischkäse, Sahne, saure Sahne	1 EL = 20 g	< 1 g	
Eier, Fisch, Meerestiere, Käse, Fleisch, Wurst, Fette und Öle	pro Portion	< 1 g	

MITTWOCH.

Datum: ______________

Mein Ernährungsprotokoll.

Mahlzeit:	Uhrzeit:	Menge:	Ich habe gegessen:	Warum habe ich gegessen:
Frühstück				
Mittagessen				
Abendessen				
Snacks				

Mein Trinkcheck (kreuzen Sie an, wie viel Sie getrunken haben. Ein Glas steht für 200 Milliliter.)

Tipp: hiervon 1,5–2,0 Liter

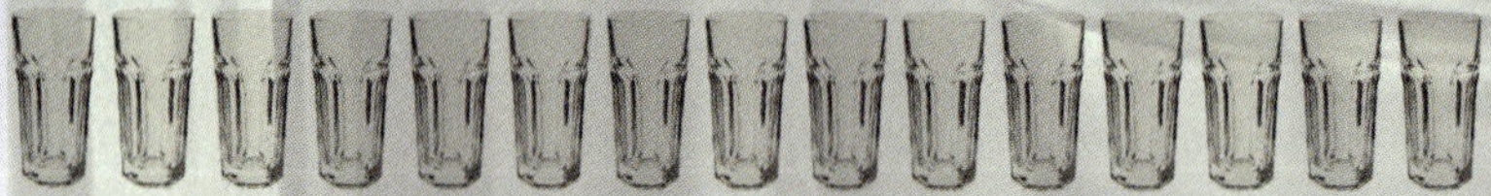

So viele **kalorienfreie Getränke** habe ich heute getrunken (zum Beispiel Wasser, Tee et cetera).

Gesamtmenge (Liter) an **kalorienfreien** Getränken: ___,___ Liter

Tipp: Je weniger, desto besser!

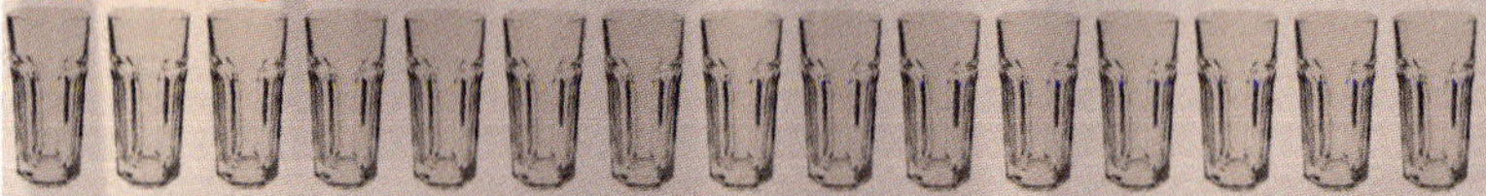

Weiterhin habe ich noch **kalorienhaltige Getränke** (Limonade, Säfte, Schorlen et cetera) zu mir genommen.

Gesamtmenge (Liter) an **kalorienhaltigen** Getränken: ___,___ Liter

Meine Tagesbewertung.

Das habe ich heute gut gemacht:

Das muss ich morgen besser machen:

LOGI-WOCHE 1.
ERNÄHRUNGSTAGEBUCH.

MYTHENTAG.

Wer abnehmen will, muss fünfmal am Tag essen.

Diese Empfehlung wird damit begründet, dass bei fünf Mahlzeiten der Blutzuckerspiegel konstanter bleibt und damit Heißhungerattacken vermieden werden. Das ist per se nicht falsch, aber es kommt darauf an, wie die Mahlzeiten zusammengesetzt sind. Bestehen die Mahlzeiten fünfmal aus Kohlenhydratlieferanten, wird der Blutzucker eher »Achterbahn« fahren, damit Heißhunger erzeugen und das wiederum führt zum Weiteressen. Für das Abnehmen nicht besonders förderlich. Außerdem führt ständiges Essen, insbesondere von Kohlenhydraten, zu dauernden Insulinausschüttungen und genau das gilt es zu vermeiden.

Deswegen: Wer nach LOGI lebt, isst besser dreimal am Tag.

Wichtig dabei ist, dass die Mahlzeiten viel Eiweiß, Ballaststoffe und großes Nahrungsvolumen liefern. Das sättigt und macht ständiges Snacken zwischendurch überflüssig.

Beispiel für »dreimal am Tag« nach LOGI mit 1.500 Kalorien:

Frühstück: 150 g Quark (20 % Fett), 1 Apfel, 25 g Haselnüsse, 1 TL Honig.

Mittagessen: 250 g Tomatencremesuppe. Salat aus 150 g Putenbrust, 150 g Feldsalat, 100 g Champignons, 100 g Cocktailtomaten, 200 Paprika, 30 g Parmesan, 1 EL Olivenöl.

Abendessen: Caprese aus 2 großen Tomaten, 125 g Mozzarella, 2 EL Olivenöl, frischer Basilikum, dunkler Balsamessig (Aceto balsamico).

Dieser Tag enthält gerade mal 69 Gramm Kohlenhydrate.

DONNERSTAG.

Datum: ______

Mein Ernährungsprotokoll.

Mahlzeit:	Uhrzeit:	Menge:	Ich habe gegessen:	Warum habe ich gegessen:
Frühstück				
Mittagessen				
Abendessen				
Snacks				

Mein Trinkcheck (kreuzen Sie an, wie viel Sie getrunken haben. Ein Glas steht für 200 Milliliter.)

Tipp: hiervon 1,5–2,0 Liter

So viele **kalorienfreie Getränke** habe ich heute getrunken (zum Beispiel Wasser, Tee et cetera).

Gesamtmenge (Liter) an **kalorienfreien** Getränken: ___,___ Liter

Tipp: Je weniger, desto besser!

Weiterhin habe ich noch **kalorienhaltige Getränke** (Limonade, Säfte, Schorlen et cetera) zu mir genommen.

Gesamtmenge (Liter) an **kalorienhaltigen** Getränken: ___,___ Liter

Meine Tagesbewertung.

Das habe ich heute gut gemacht: ______

Das muss ich morgen besser machen: ______

LOGI-WOCHE 1.
ERNÄHRUNGSTAGEBUCH.

MOTIVATIONSTAG.

Da will ich nie wieder hin!

Sie kennen sicherlich diese unschönen Urlaubsbilder, die man am liebsten sofort zerreißen möchte? Finden Sie ein Foto, auf dem Sie sich nicht mögen, weil Sie sich zu dick finden. Kleben Sie dieses Foto unten in den Kasten. Wenn ein solches Foto nicht existiert, dann machen Sie ein aktuelles Vorher-Foto von sich.

Schauen Sie sich das Foto an und definieren Sie drei Gründe, warum Sie ab jetzt nach LOGI essen wollen:

1.
2.
3.

FREITAG.

Datum: ____________

Mein Ernährungsprotokoll.

Mahlzeit:	Uhrzeit:	Menge:	Ich habe gegessen:	Warum habe ich gegessen:
Frühstück				
Mittagessen				
Abendessen				
Snacks				

Mein Trinkcheck (kreuzen Sie an, wie viel Sie getrunken haben. Ein Glas steht für 200 Milliliter.)

Tipp: hiervon 1,5–2,0 Liter

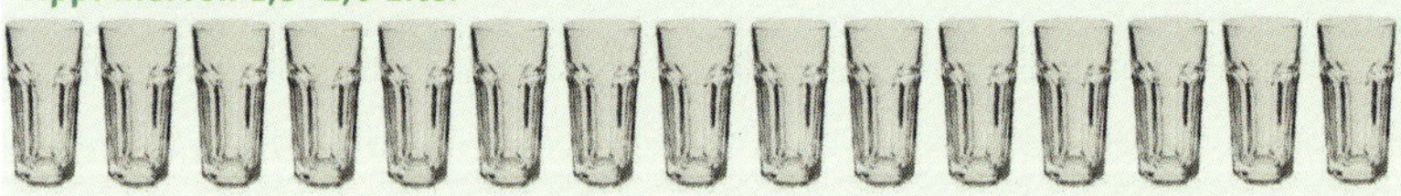

So viele **kalorienfreie Getränke** habe ich heute getrunken (zum Beispiel Wasser, Tee et cetera).

Gesamtmenge (Liter) an **kalorienfreien** Getränken: ___,___ Liter

Tipp: Je weniger, desto besser!

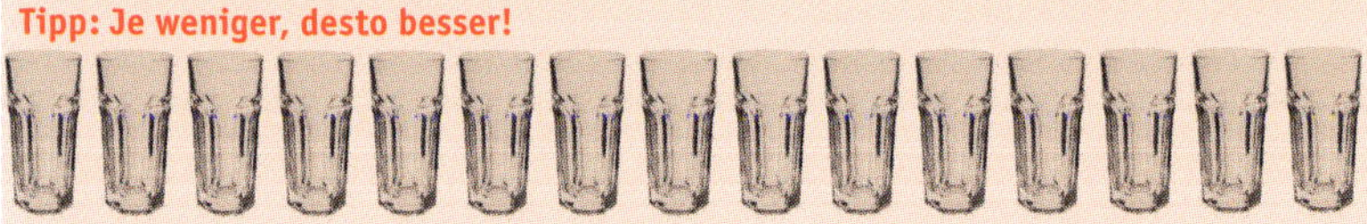

Weiterhin habe ich noch **kalorienhaltige Getränke** (Limonade, Säfte, Schorlen et cetera) zu mir genommen.

Gesamtmenge (Liter) an **kalorienhaltigen** Getränken: ___,___ Liter

Meine Tagesbewertung.

Das habe ich heute gut gemacht: ____________

Das muss ich morgen besser machen: ____________

Was tun bei Kohlenhydrathunger?

Besonders in der Anfangsphase kann es zu einem sogenannten Kohlenhydratcraving, eine Art Heißhunger auf Kohlenhydrate, kommen. Meistens verschwindet dieses Bedürfnis nach zwei Wochen.

Sie haben immer noch Kohlenhydrathunger?

Probieren Sie unser leckeres mediterranes LOGI-Brot. **Etwas Butter zum Einfetten. 25 g schwarze Oliven ohne Stein. 30 g getrocknete Tomaten ohne Öl. 150 g Magerquark. 4 Eier. 50 g gemahlene Mandeln. 50 g geschroteter Leinsamen. 2 EL Weizenkleie. 1 EL Mehl. ½ Päckchen Backpulver. Italienische Kräuter, Salz. 1 EL Sonnenblumenkerne. Brotbackform (etwa 21 cm, für Brote bis 500 g).**

Den Backofen auf 175 °C (Umluft 150 °C) vorheizen und diese Temperatur 15 Minuten halten, bevor das Brot in den Ofen kommt. Die Brotbackform dünn mit Butter einfetten. Oliven und Tomaten fein schneiden. Quark und Eier verrühren. Oliven, Tomaten, Mandeln, Leinsamen, Weizenkleie, Mehl, Backpulver, italienische Kräuter und ½ TL Salz mischen und unterrühren. In die Backform geben und glatt streichen. Gleichmäßig mit den Sonnenblumenkernen bestreuen. Im vorgeheizten Ofen (Mitte) 40 Minuten backen. Anschließend auskühlen lassen.

TIPP *Belegen Sie das Brot nach Belieben. Leckere Beispiele finden Sie im 7-Tage-Plan.*

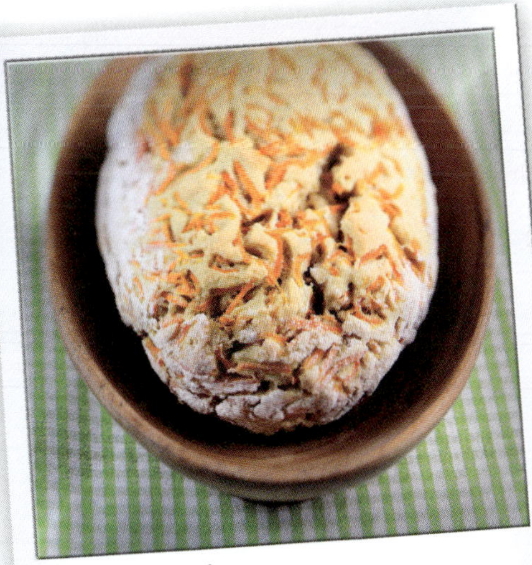

Das LOGI-Brot

SAMSTAG.

Datum: ______________

Mein Ernährungsprotokoll.

Mahlzeit:	Uhrzeit:	Menge:	Ich habe gegessen:	Warum habe ich gegessen:
Frühstück				
Mittagessen				
Abendessen				
Snacks				

Mein Trinkcheck (kreuzen Sie an, wie viel Sie getrunken haben. Ein Glas steht für 200 Milliliter.)

Tipp: hiervon 1,5–2,0 Liter

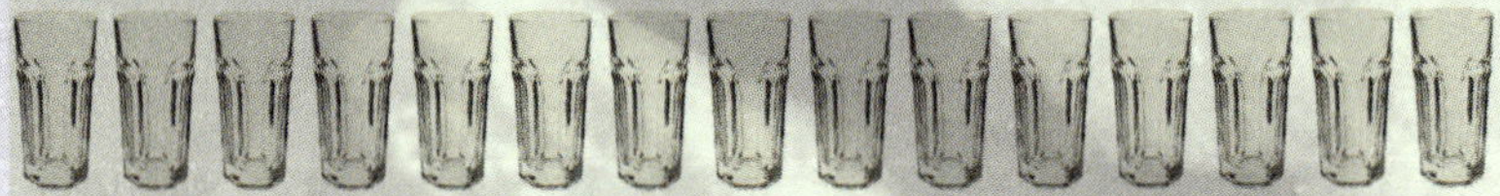

So viele **kalorienfreie Getränke** habe ich heute getrunken (zum Beispiel Wasser, Tee et cetera).

Gesamtmenge (Liter) an **kalorienfreien** Getränken: ___,___ Liter

Tipp: Je weniger, desto besser!

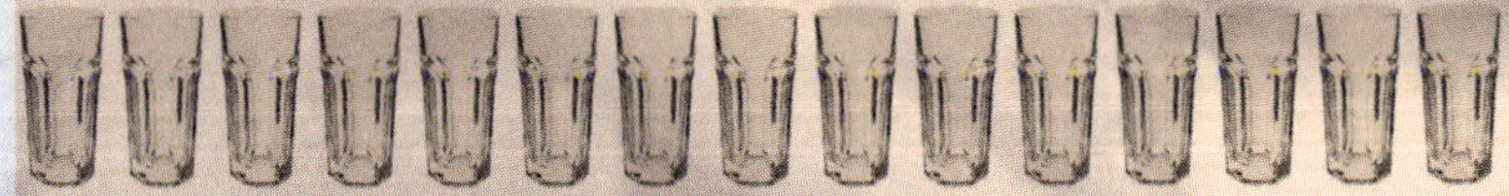

Weiterhin habe ich noch **kalorienhaltige Getränke** (Limonade, Säfte, Schorlen et cetera) zu mir genommen.

Gesamtmenge (Liter) an **kalorienhaltigen** Getränken: ___,___ Liter

Meine Tagesbewertung.

Das habe ich heute gut gemacht:

Das muss ich morgen besser machen:

BEWEGUNGSTAG.

Das Kernstück des Körpers ist Ihr Herz.

Ihr Herz ist ein Muskel, der natürlich trainiert werden kann und soll. Durch Bewegung lernt Ihr Herz, ökonomischer zu arbeiten! Der Ruhepuls sinkt, zum Beispiel um fünf Schläge in der Minute, also 300 Schläge in der Stunde, das sind 7.200 Schläge am Tag, 50.400 Schläge in der Woche, 201.600 Schläge im Monat und 2.419.200 Schläge im Jahr.

Bewegungscheckliste Woche 1:

Bewegungseinheit	Mo	Di	Mi	Do	Fr	Sa	So
Spazieren gehen	☐☐ ☐☐	☐☐ ☐☐	☐☐ ☐☐	☐☐ ☐☐	☐☐ ☐☐	☐☐ ☐☐	☐☐ ☐☐
Ausdauersport, zum Beispiel Walken, Laufen, Radfahren, Schwimmen	☐☐ ☐☐	☐☐ ☐☐	☐☐ ☐☐	☐☐ ☐☐	☐☐ ☐☐	☐☐ ☐☐	☐☐ ☐☐
Kraftsport, zum Beispiel im Fitnessstudio, Tempotraining	☐☐ ☐☐	☐☐ ☐☐	☐☐ ☐☐	☐☐ ☐☐	☐☐ ☐☐	☐☐ ☐☐	☐☐ ☐☐
Spielsport, zum Beispiel Fußball, Handball, Squash	☐☐ ☐☐	☐☐ ☐☐	☐☐ ☐☐	☐☐ ☐☐	☐☐ ☐☐	☐☐ ☐☐	☐☐ ☐☐
Kräftigungsübungen, zum Beispiel Pilates, Gymnastik	☐☐ ☐☐	☐☐ ☐☐	☐☐ ☐☐	☐☐ ☐☐	☐☐ ☐☐	☐☐ ☐☐	☐☐ ☐☐
Sonstiges, zum Beispiel Gartenarbeit	☐☐ ☐☐	☐☐ ☐☐	☐☐ ☐☐	☐☐ ☐☐	☐☐ ☐☐	☐☐ ☐☐	☐☐ ☐☐

Bitte machen Sie pro Bewegungseinheit von 30 Minuten ein Kreuz in einem der entsprechenden Kästchen.
Ein Kästchen = 30 Minuten Bewegungseinheit. 4 Kästchen = 4 x 30 Minuten Bewegungseinheit.
Empfehlung: In einer Woche sollten Sie mindestens vier Kreuze geschafft haben. Achten Sie bitte darauf, dass Sie Abwechslung in die Bewegungsarten (mal Ausdauer, mal Kräftigungsübungen) bringen.

Bewegen Sie sich auf ein neues Lebensgefühl zu ...

... aber lassen Sie sich vorher beim Arzt zunächst durchchecken. Das ist vor allem dann wichtig, wenn Sie übergewichtig sind und wenn Sie lange keinen Sport gemacht haben. Ihr Arzt kann Ihnen sagen, ob Ihr Herz gesund ist, wie stark Sie Ihren Rücken und die Gelenke beanspruchen dürfen und ob für Sie aus gesundheitlichen Gründen bestimmte Sportarten weniger infrage kommen.

- Mäßigung: Übertreiben Sie nicht, fangen Sie langsam an!
- Regelmäßigkeit: Dreimal in der Woche Sport schaffen Sie!
- Kräftigung: Spüren Sie ruhig Ihre Muskeln!

SONNTAG.

Datum: ______________________

Mein Ernährungsprotokoll.

Mahlzeit:	Uhrzeit:	Menge:	Ich habe gegessen:	Warum habe ich gegessen:
Frühstück				
Mittagessen				
Abendessen				
Snacks				

Mein Trinkcheck (kreuzen Sie an, wie viel Sie getrunken haben. Ein Glas steht für 200 Milliliter.)

Tipp: hiervon 1,5–2,0 Liter

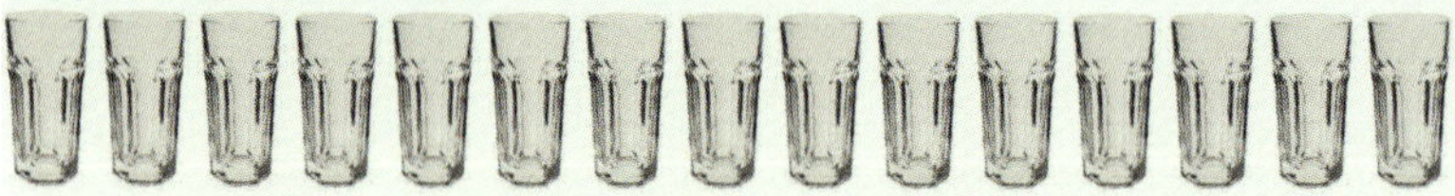

So viele **kalorienfreie Getränke** habe ich heute getrunken (zum Beispiel Wasser, Tee et cetera).

Gesamtmenge (Liter) an **kalorienfreien** Getränken: ___,___ Liter

Tipp: Je weniger, desto besser!

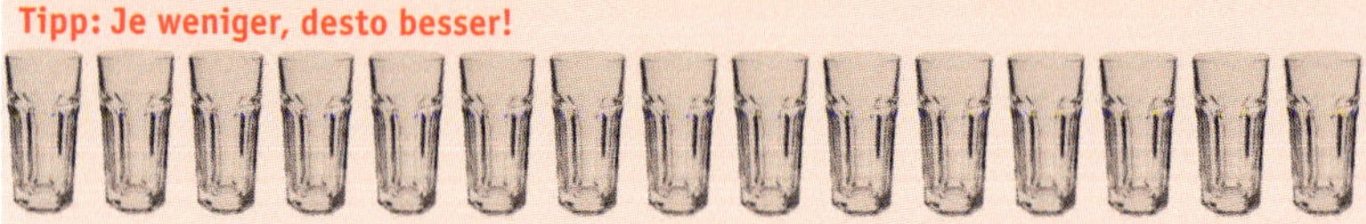

Weiterhin habe ich noch **kalorienhaltige Getränke** (Limonade, Säfte, Schorlen et cetera) zu mir genommen.

Gesamtmenge (Liter) an **kalorienhaltigen** Getränken: ___,___ Liter

Meine Tagesbewertung.

Das habe ich heute gut gemacht: ______________________

____

Das muss ich morgen besser machen: ______________________

____

BELOHNUNGSTAG.

Mein Belohnungstipp: Ich gönne mir auch mal was!

»Ich habe es geschafft mit LOGI in sechs Monaten 20 Kilo abzunehmen. Seit fast zwei Jahren halte ich nun mein Gewicht. Das fällt mir deshalb nicht schwer, weil ich mir zu besonderen Anlässen, wie zum Beispiel bei Familienfeiern, kohlenhydratreiche Beilagen wie Knödel oder Nudeln bewusst gönne. Auch im Urlaub wird nicht immer so LOGIsch gegessen. Da gönne ich mir zum Frühstück auch mal ein oder zwei Brötchen. Aber das ist egal, denn ich weiß, sobald ich wieder zu Hause bin, geht das LOGIsche Leben weiter. Meinem Gewicht hat das bewusste Sündigen bisher nicht geschadet. Wichtig ist, dass die Basis stimmt.«

Ingetraut Lemberger aus Eberbach hat mit LOGI 20 Kilo abgenommen.

Besonders stolz bin ich, weil ich in dieser Woche Folgendes geschafft habe:

(Schreiben Sie hier auf, was Sie besonders gut gemacht haben. Zum Beispiel: »Ich habe es in dieser Woche geschafft, zwei Liter kalorienfreie Getränke pro Tag zu trinken« oder »Ich habe es in dieser Woche geschafft, jeden Tag Obst zu essen«.)

Dafür belohne ich mich mit:

(Was macht Ihnen Freude? Shoppen, ein Kino-, Konzert- oder Theaterbesuch, ein spannendes neues Buch, Massage oder Kosmetikbehandlung? Gönnen Sie es sich!)

MONTAG.

Datum: ____________

Mein Ernährungsprotokoll.

Mahlzeit:	Uhrzeit:	Menge:	Ich habe gegessen:	Warum habe ich gegessen:
Frühstück				
Mittagessen				
Abendessen				
Snacks				

Mein Trinkcheck (kreuzen Sie an, wie viel Sie getrunken haben. Ein Glas steht für 200 Milliliter.)

Tipp: hiervon 1,5–2,0 Liter

So viele **kalorienfreie Getränke** habe ich heute getrunken (zum Beispiel Wasser, Tee et cetera).

Gesamtmenge (Liter) an **kalorienfreien** Getränken: ___,___ Liter

Tipp: Je weniger, desto besser!

Weiterhin habe ich noch **kalorienhaltige Getränke** (Limonade, Säfte, Schorlen et cetera) zu mir genommen.

Gesamtmenge (Liter) an **kalorienhaltigen** Getränken: ___,___ Liter

Meine Tagesbewertung.

Das habe ich heute gut gemacht: ____________

Das muss ich morgen besser machen: ____________

LOGI-WOCHE 2.
ERNÄHRUNGSTAGEBUCH.

WIEGETAG.

2. Woche. Auf in die nächste Runde!

Wiegen Sie sich heute Morgen direkt nach dem Aufstehen. Um Messfehler zu vermeiden, sollten Sie sich immer auf dieselbe Waage stellen. Tragen Sie Ihr Gewicht in die Gewichtskurve auf Seite 13 ein. Messen Sie dann Ihren Taillenumfang und tragen Sie den Wert in die Tabelle »Entwicklung von BMI und Taillenumfang« auf Seite 7 ein.

Faktoren, die Ihr Gewicht beeinflussen.

Stress macht dick!

Und es ist nicht nur der Stress, der entsteht, wenn wir von einem Termin zum nächsten hetzen. Vor allem auch der emotionale Stress, der uns lähmt, wie Sorgen, Kummer, Frust oder Depressionen. Stress führt zur Ausschüttung des Stresshormons Cortisol. Früher, als wir noch auf die Jagd gingen, sollte uns die Ausschüttung von Stresshormonen für die Flucht in Gefahrensituationen rüsten. Cortisol sorgt dafür, dass Energie bereit gestellt wird, damit wir möglichst schnell fliehen können. Wenn Stress jedoch nicht zwangsläufig zur Flucht führt, wie das heutzutage der Fall ist, wird die bereit gestellte Energie nicht verbraucht, im Gegenteil, sie wird in Fett umgewandelt und als Bauchfett deponiert. Hinzu kommt, dass Cortisol appetitanregend wirkt und dadurch die Nahrungsaufnahme steigert.

Stressesser werden schneller dick!

Neben der Cortisol-Theorie gibt es noch eine weitere Erklärung, warum Stress dick machen könnte. Das Stichwort lautet hierbei »Selfish Brain«, auf Deutsch »eigennütziges Gehirn«. Die zugrunde liegende Theorie dieses Ansatzes besagt, dass das Gehirn unter Stress als Erstes mit Energie versorgt wird. Da das Gehirn nur sehr begrenzt Energie speichern kann, ist es ständig auf Nachschub angewiesen. Das regelt der Körper ganz intelligent – der Appetit wird verstärkt und die Nahrungsaufnahme gesteigert.

TIPP

Versuchen Sie, sich möglichst viel zu entspannen, zu bewegen – und vor allem negative Gedanken wegzuschicken. So bauen Sie Stress ab, und die Pfunde können besser purzeln.

DIENSTAG.

Datum: ______

Mein Ernährungsprotokoll.

Mahlzeit:	Uhrzeit:	Menge:	Ich habe gegessen:	Warum habe ich gegessen:
Frühstück				
Mittagessen				
Abendessen				
Snacks				

Mein Trinkcheck (kreuzen Sie an, wie viel Sie getrunken haben. Ein Glas steht für 200 Milliliter.)

Tipp: hiervon 1,5–2,0 Liter

So viele **kalorienfreie Getränke** habe ich heute getrunken (zum Beispiel Wasser, Tee et cetera).

Gesamtmenge (Liter) an **kalorienfreien** Getränken: ___,___ Liter

Tipp: Je weniger, desto besser!

Weiterhin habe ich noch **kalorienhaltige Getränke** (Limonade, Säfte, Schorlen et cetera) zu mir genommen.

Gesamtmenge (Liter) an **kalorienhaltigen** Getränken: ___,___ Liter

Meine Tagesbewertung.

Das habe ich heute gut gemacht:

Das muss ich morgen besser machen:

LOGI-WOCHE 2.
ERNÄHRUNGSTAGEBUCH.

Eiweiße sind zum Abnehmen wichtig!

Jahrelang wurde Eiweiß als Abnehmhelfer verkannt. Im Rahmen einer Gewichtsabnahme zeigt dieser Supernährstoff seine wahren Talente:

- Eiweiß macht supersatt und senkt damit die Nahrungs- und Kalorienaufnahme in der darauffolgenden Mahlzeit.
- Eiweiß hält den Blutzuckerspiegel konstant und vermeidet somit Heiß- und Süßhungerattacken.
- Eiweiß kurbelt den Stoffwechsel nach dem Essen an, wodurch der Grundumsatz etwas erhöht wird.
- Eiweiße schützen unsere für die Gewichtsabnahme wertvollen Muskeln vor deren Abbau.

FÜR 1

Erdbeer-Chili-Shake. **200 g Erdbeeren. ½ kleine Chilischote. 250 ml Milch (3,5 % Fett). 3–4 Chilifäden und etwas dunkles Kakaopulver zum Garnieren.**

Erdbeeren waschen und vom Strunk befreien. Chilischote waschen, entkernen und sehr fein hacken. Erdbeeren, Chilischote und Milch in einen Mixer geben und zu einem Shake pürieren. Mit Chilifäden und Kakaopulver garnieren.

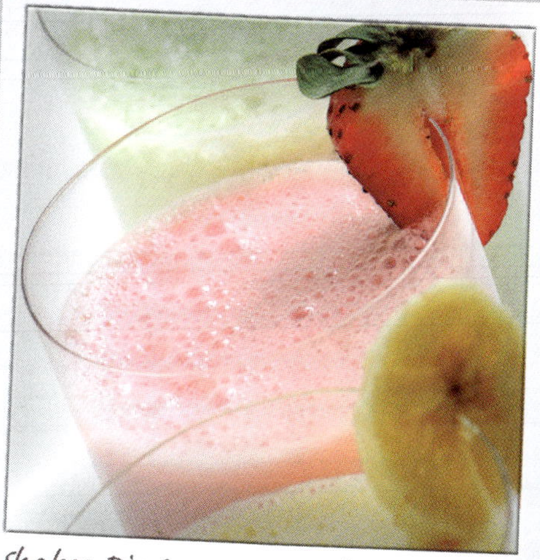

Shakes. Die Supersattmacher!

MITTWOCH.

Datum: ____________

Mein Ernährungsprotokoll.

Mahlzeit:	Uhrzeit:	Menge:	Ich habe gegessen:	Warum habe ich gegessen:
Frühstück				
Mittagessen				
Abendessen				
Snacks				

Mein Trinkcheck (kreuzen Sie an, wie viel Sie getrunken haben. Ein Glas steht für 200 Milliliter.)

Tipp: hiervon 1,5–2,0 Liter

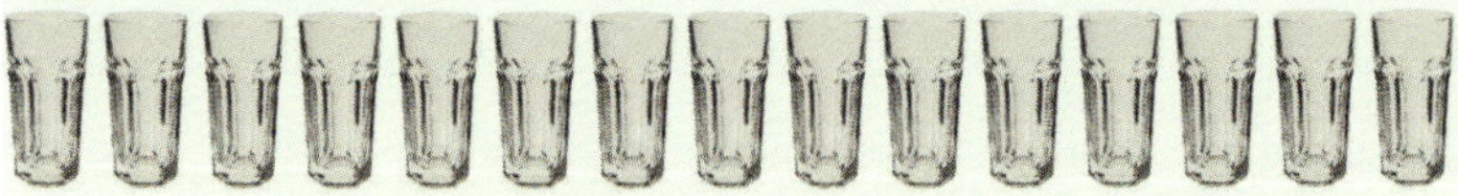

So viele **kalorienfreie Getränke** habe ich heute getrunken (zum Beispiel Wasser, Tee et cetera).

Gesamtmenge (Liter) an **kalorienfreien** Getränken: ___,___ Liter

Tipp: Je weniger, desto besser!

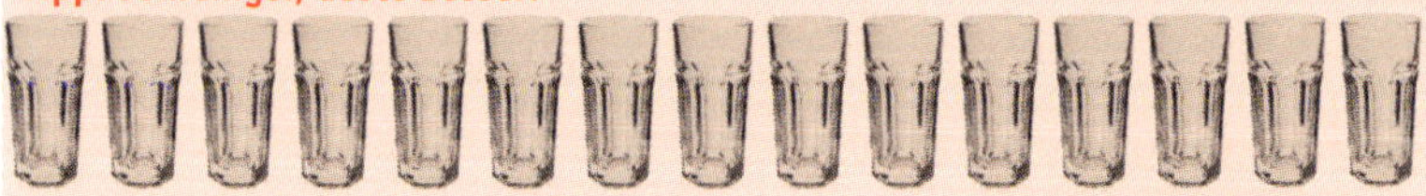

Weiterhin habe ich noch **kalorienhaltige Getränke** (Limonade, Säfte, Schorlen et cetera) zu mir genommen.

Gesamtmenge (Liter) an **kalorienhaltigen** Getränken: ___,___ Liter

Meine Tagesbewertung.

Das habe ich heute gut gemacht: ____________

Das muss ich morgen besser machen: ____________

»Sättigungsbeilagen machen lange satt.«

Hierzulande werden Brot, Nudeln, Kartoffeln oder Reis als Sättigungsbeilagen bezeichnet. Für eine kurzfristige Sättigung mag das auch zutreffen.

Die besten Sattmacher sind aber Eiweiße und nicht Kohlenhydrate – das konnte auch in Studien gezeigt werden. Hier haben nämlich Testpersonen mit der eiweißreichen Mahlzeit sehr viel später wieder Hunger bekommen und insgesamt weniger gegessen als die Gruppe, die kohlenhydratreich essen musste.

Das liegt daran, dass Kohlenhydrate einen viel stärkeren Einfluss auf den Blutzuckerspiegel haben und damit auch schneller Hunger auslösend sind.

Eiweißshakes – eine gute Alternative, wenn es schnell gehen und lange satt machen soll!

Woran erkennen Sie ein hochwertiges Eiweißpulver?

- Grundsätzlich sollte der Eiweißanteil mehr als 50 Gramm auf 100 Gramm Pulver betragen. Idealerweise liegt er bei etwa 70 Gramm auf 100 Gramm Konzentrat.
- Der überwiegende Teil der Eiweißquelle sollte aus Molke bestehen, da hier die Verfügbarkeit am höchsten ist. Also achten Sie darauf, dass Molke an der ersten Stelle der Zutatenliste steht. Es sollten alle essenziellen Aminosäuren (Isoleucin, Leucin, Lysin, Methionin, Phenylalanin, Threonin, Tryptophan und Valin) enthalten sein.
- Der Tryptophangehalt sollte bei über 1,4 Gramm auf 100 Gramm Konzentrat liegen.
- Der Kohlenhydratgehalt sollte bei unter 14 Gramm auf 100 Gramm Konzentrat liegen. Achten Sie auf die Kohlenhydratart. Bei der Auflistung der Kohlenhydrate sollte Maltodextrin an erster Stelle stehen.

  Aufgepasst bei Fruktose! Steht diese an erster Stelle, dann lassen Sie das Pulver im Regal stehen. Zu viel Fruktose ist ungesund.
- Wenn schon Vitamine zugesetzt sind, dann sollten sie »mikroverkapselt« sein, sonst bilden sie Komplexe und werden weniger effizient aufgenommen. Nicht verkapselte Vitamine erkennt man an der Verzehrsempfehlung: Nach dem Auflösen möglichst bald trinken.

DONNERSTAG.

Datum: ____________

Mein Ernährungsprotokoll.

Mahlzeit:	Uhrzeit:	Menge:	Ich habe gegessen:	Warum habe ich gegessen:
Frühstück				
Mittagessen				
Abendessen				
Snacks				

Mein Trinkcheck (kreuzen Sie an, wie viel Sie getrunken haben. Ein Glas steht für 200 Milliliter.)

Tipp: hiervon 1,5–2,0 Liter

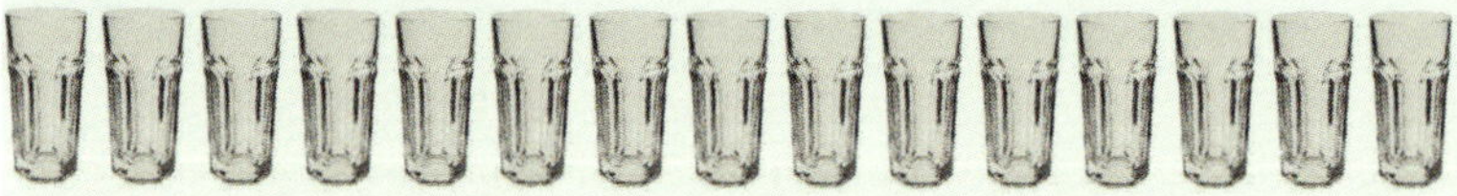

So viele **kalorienfreie Getränke** habe ich heute getrunken (zum Beispiel Wasser, Tee et cetera).

Gesamtmenge (Liter) an **kalorienfreien** Getränken: ___,___ Liter

Tipp: Je weniger, desto besser!

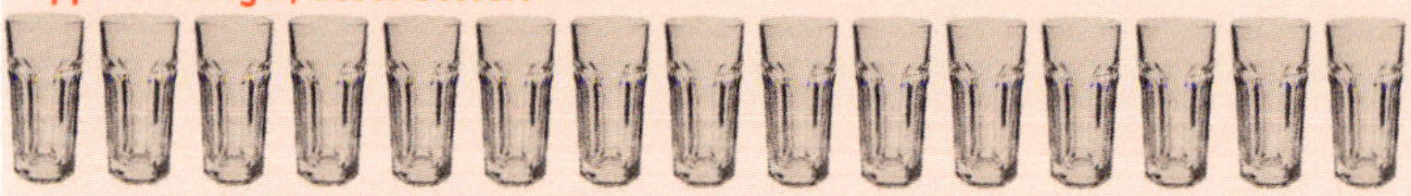

Weiterhin habe ich noch **kalorienhaltige Getränke** (Limonade, Säfte, Schorlen et cetera) zu mir genommen.

Gesamtmenge (Liter) an **kalorienhaltigen** Getränken: ___,___ Liter

Meine Tagesbewertung.

Das habe ich heute gut gemacht: ____________

Das muss ich morgen besser machen: ____________

Da möchte ich wieder reinpassen!

Sicherlich hängt in Ihrem Schrank noch ein Kleidungsstück, das Ihnen viel Freude beim Anblick, aber weniger Freude beim Reinschlüpfen bereitet, weil es hier und da zwickt und drückt. Lassen Sie den Kopf nicht hängen. Nehmen Sie sich zum Ziel, genau in dieses Kleidungsstück wieder hineinzupassen. Hängen Sie es sichtbar an Ihren Kleiderschrank. Schlüpfen Sie alle zwei Wochen rein und Sie werden sehen, dass es immer weniger zwickt.

Marco Morsch aus Gießen hat mit LOGI zehn Kilo abgenommen.

Mein Motivationstipp: Schaffen Sie sich einen elektrischen Personal-Trainer an.

»Ich habe mir ein Pedometer gekauft, und es ist spannend zu sehen, wie viele Schritte ich am Tag gehe. Anfangs waren es gerade mal 2.000 Schritte, heute komme ich auf 5.000. Wie habe ich es geschafft? Ich überlegte mir, wie und vor allem wo ich in meinen Alltag mehr Bewegung einbringen könnte. Da ich im dritten Stock arbeite, musste zuerst der Aufzug daran glauben. Konsequent habe ich in den ersten drei Wochen nur noch die Treppen genommen, da kamen schon einige Schritte zusammen. Im Büro selbst aktivierte ich mich, indem ich meinen Kollegen einen Besuch abstattete, statt ihnen eine eMail zu schreiben.

Meinen Papierkorb habe ich weiter weggestellt, sodass ich regelmäßig ein paar Schritte laufen muss, um meinen Müll zu entsorgen. So konnte ich meine Schrittanzahl von täglich 2.000 auf 2.500 steigern. Aber das war noch nicht genug – als Nächstes achtete ich beim Einkaufen darauf, weiter weg zu parken. Das bedeutete nicht nur mehr Schritte, sondern auch mehr Krafteinheiten! Die Einkaufstaschen sind ja nicht immer leicht. Weiterhin gehe ich abends häufiger aus dem Haus, zum Beispiel, um einen Brief in den Briefkasten zu schmeißen oder den Papierabfall zu entsorgen. Das lenkt auch gut bei akutem Sofa-Nasch-Syndrom ab. Nach dem kurzen Spaziergang ist mein Knabberappetit meistens weg! Momentan liege ich bei durchschnittlich 5.000 Schritten. Mit dem Pedometer zu arbeiten macht mir richtig Spaß, da ich meine Verbesserungen immer direkt ablesen kann. Das motiviert mich dann wieder für den nächsten Tag.«

FREITAG.

Datum: ____________________

Mein Ernährungsprotokoll.

Mahlzeit:	Uhrzeit:	Menge:	Ich habe gegessen:	Warum habe ich gegessen:
Frühstück				
Mittagessen				
Abendessen				
Snacks				

Mein Trinkcheck (kreuzen Sie an, wie viel Sie getrunken haben. Ein Glas steht für 200 Milliliter.)

Tipp: hiervon 1,5–2,0 Liter

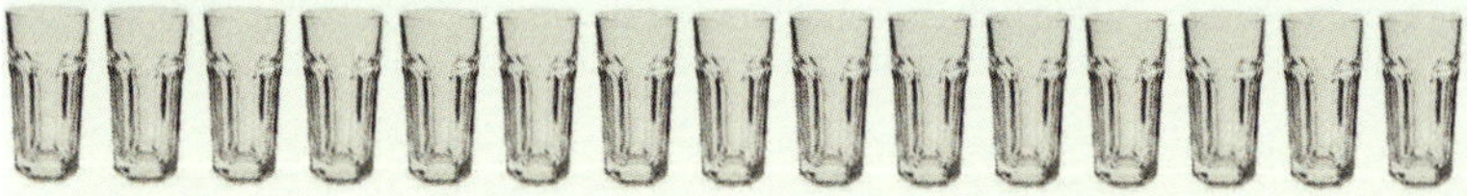

So viele **kalorienfreie Getränke** habe ich heute getrunken (zum Beispiel Wasser, Tee et cetera).

Gesamtmenge (Liter) an **kalorienfreien** Getränken: ___,___ Liter

Tipp: Je weniger, desto besser!

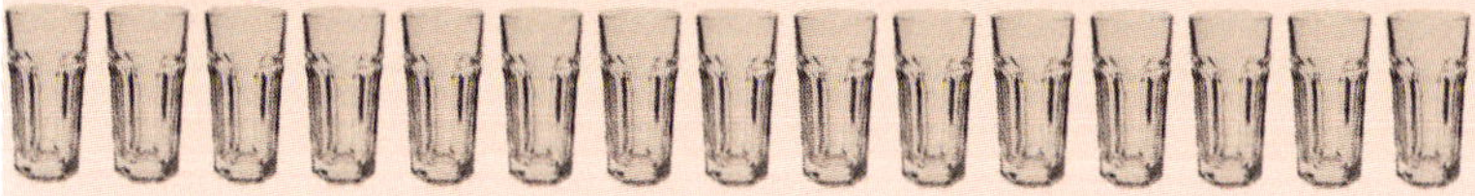

Weiterhin habe ich noch **kalorienhaltige Getränke** (Limonade, Säfte, Schorlen et cetera) zu mir genommen.

Gesamtmenge (Liter) an **kalorienhaltigen** Getränken: ___,___ Liter

Meine Tagesbewertung.

Das habe ich heute gut gemacht: ____________________

____

Das muss ich morgen besser machen: ____________________

____

Eiweiß gehört immer dazu!

Für eine gute und lang anhaltende Sättigung empfehlen wir Ihnen, zu jeder Mahlzeit eine Portion Eiweiß zu essen. Das könnte so aussehen: zum Frühstück ein Milchshake, mittags einen Salat mit Ei oder Thunfisch, abends Fisch oder Fleisch mit Gemüse.

Die wichtigsten Eiweißlieferanten in der LOGI-Ernährung:

Eiweißlieferant	Portionsgröße	Eiweißgehalt pro Portion
Linsen gekocht	180 g	16 g
Erbsen gekocht	180 g	12 g
Bohnen gekocht	180 g	4 g
Tofu	200 g	21 g
Pilze gekocht	200 g	6 g
1 Hühnerei	60 g	8 g
Buttermilch natur	250 g	8 g
Joghurt (3,5 % Fett)	150 g	5 g
Milch (3,5 % Fett)	200 g	5 g
Quark (20 % F. i. Tr.)	250 g	27 g
Hüttenkäse	200 g	26 g
Schnittkäse, 1 Scheibe (45 % F. i. Tr.)	30 g	7 g
Camembert Rahmstufe, 1 Stück	30 g	7 g
Geflügelfleisch	150 g	26 g
Rindfleisch (Steak)	150 g	46 g
Schweineschnitzel	150 g	44 g
Tatar	150 g	44 g
gekochter Schinken, 1 Scheibe	30 g	7 g
Muscheln	150 g	16 g
Krabben	150 g	28 g
magerer Fisch	150 g	27 g
fetter Fisch	150 g	30 g
Nüsse	25 g	6 g

SAMSTAG.

Datum: ____________

Mein Ernährungsprotokoll.

Mahlzeit:	Uhrzeit:	Menge:	Ich habe gegessen:	Warum habe ich gegessen:
Frühstück				
Mittagessen				
Abendessen				
Snacks				

Mein Trinkcheck (kreuzen Sie an, wie viel Sie getrunken haben. Ein Glas steht für 200 Milliliter.)

Tipp: hiervon 1,5–2,0 Liter

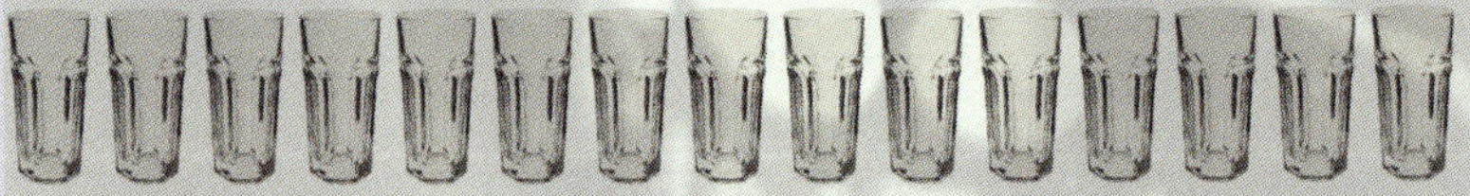

So viele **kalorienfreie Getränke** habe ich heute getrunken (zum Beispiel Wasser, Tee et cetera).

Gesamtmenge (Liter) an **kalorienfreien** Getränken: ___,___ Liter

Tipp: Je weniger, desto besser!

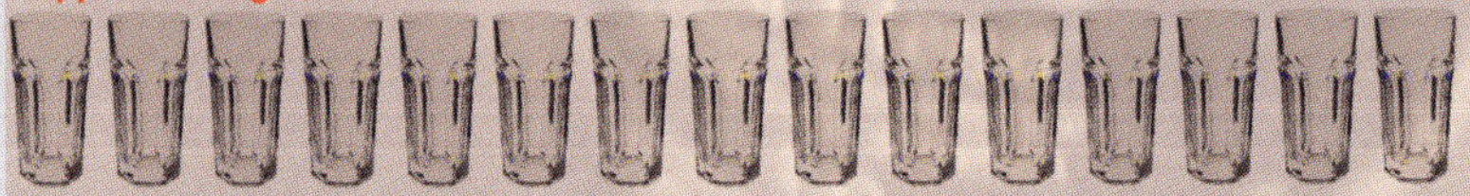

Weiterhin habe ich noch **kalorienhaltige Getränke** (Limonade, Säfte, Schorlen et cetera) zu mir genommen.

Gesamtmenge (Liter) an **kalorienhaltigen** Getränken: ___,___ Liter

Meine Tagesbewertung.

Das habe ich heute gut gemacht: ____________

Das muss ich morgen besser machen: ____________

LOGI-WOCHE 2.
ERNÄHRUNGSTAGEBUCH.

Der Vogel fliegt, der Fisch schwimmt, und der Mensch geht.

Die Empfehlung lautet: 10.000 Schritte pro Tag. Schaffen Sie das? Tatsächlich kommen Angestellte mit vorwiegend sitzender Tätigkeit gerade mal auf 1.200 Schritte pro Tag. Das entspricht noch nicht einmal einem Kilometer. Das Bundesministerium für Gesundheit motiviert die Bürger mit der Aktion »Jeden Tag 3.000 Schritte extra« zu einem Plus an Bewegung. 3.000 Schritte entsprechen einem Spaziergang von 30 Minuten. Wer also vorher nur 1.200 Schritte geschafft hat, sollte sich das Ziel setzen, 4.200 Schritte zu schaffen.

Bewegungscheckliste Woche 2:

Bewegungseinheit	Mo	Di	Mi	Do	Fr	Sa	So
Spazieren gehen	☐☐ ☐☐	☐☐ ☐☐	☐☐ ☐☐	☐☐ ☐☐	☐☐ ☐☐	☐☐ ☐☐	☐☐ ☐☐
Ausdauersport, zum Beispiel Walken, Laufen, Radfahren, Schwimmen	☐☐ ☐☐	☐☐ ☐☐	☐☐ ☐☐	☐☐ ☐☐	☐☐ ☐☐	☐☐ ☐☐	☐☐ ☐☐
Kraftsport, zum Beispiel im Fitnessstudio, Tempotraining	☐☐ ☐☐	☐☐ ☐☐	☐☐ ☐☐	☐☐ ☐☐	☐☐ ☐☐	☐☐ ☐☐	☐☐ ☐☐
Spielsport, zum Beispiel Fußball, Handball, Squash	☐☐ ☐☐	☐☐ ☐☐	☐☐ ☐☐	☐☐ ☐☐	☐☐ ☐☐	☐☐ ☐☐	☐☐ ☐☐
Kräftigungsübungen, zum Beispiel Pilates, Gymnastik	☐☐ ☐☐	☐☐ ☐☐	☐☐ ☐☐	☐☐ ☐☐	☐☐ ☐☐	☐☐ ☐☐	☐☐ ☐☐
Sonstiges, zum Beispiel Gartenarbeit	☐☐ ☐☐	☐☐ ☐☐	☐☐ ☐☐	☐☐ ☐☐	☐☐ ☐☐	☐☐ ☐☐	☐☐ ☐☐

Bitte machen Sie pro Bewegungseinheit von 30 Minuten ein Kreuz in einem der entsprechenden Kästchen.
Ein Kästchen = 30 Minuten Bewegungseinheit. 4 Kästchen = 4 x 30 Minuten Bewegungseinheit.
Empfehlung: In einer Woche sollten Sie mindestens vier Kreuze geschafft haben. Achten Sie bitte darauf, dass Sie Abwechslung in die Bewegungsarten (mal Ausdauer, mal Kräftigungsübungen) bringen.

SONNTAG.

Datum: ____________

Mein Ernährungsprotokoll.

Mahlzeit:	Uhrzeit:	Menge:	Ich habe gegessen:	Warum habe ich gegessen:
Frühstück				
Mittagessen				
Abendessen				
Snacks				

Mein Trinkcheck (kreuzen Sie an, wie viel Sie getrunken haben. Ein Glas steht für 200 Milliliter.)

Tipp: hiervon 1,5–2,0 Liter

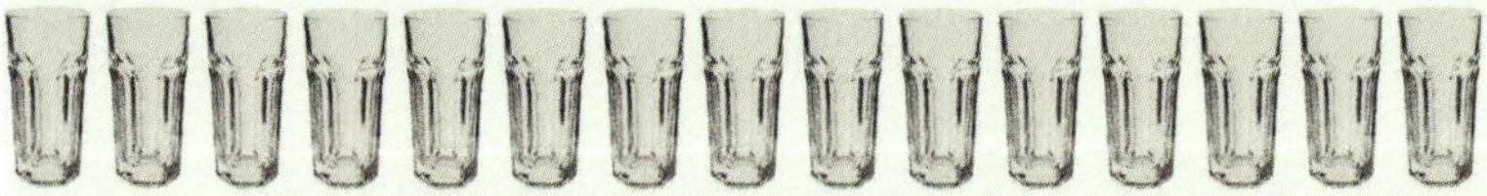

So viele **kalorienfreie Getränke** habe ich heute getrunken (zum Beispiel Wasser, Tee et cetera).

Gesamtmenge (Liter) an **kalorienfreien** Getränken: ___,___ Liter

Tipp: Je weniger, desto besser!

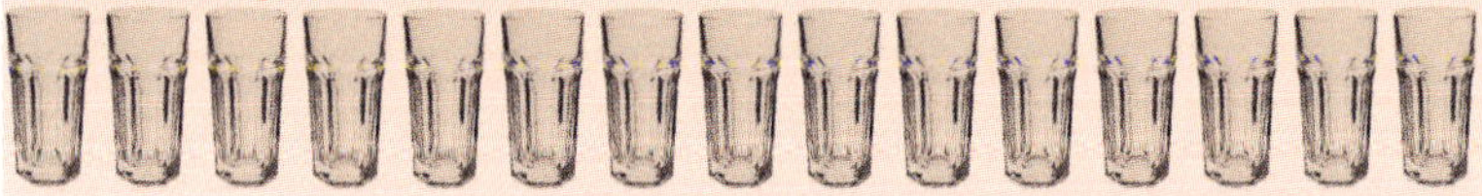

Weiterhin habe ich noch **kalorienhaltige Getränke** (Limonade, Säfte, Schorlen et cetera) zu mir genommen.

Gesamtmenge (Liter) an **kalorienhaltigen** Getränken: ___,___ Liter

Meine Tagesbewertung.

Das habe ich heute gut gemacht: ____________

____

Das muss ich morgen besser machen: ____________

BELOHNUNGSTAG.

Mein persönlicher Belohnungstipp: Ich lasse es mir richtig gut gehen!

»Ich gehe am Ende der Woche zum Friseur oder gönne mir eine extra lange Wellnesseinheit in der Sauna. Manchmal kaufe ich mir auch eine CD und höre sie an, während ich mein LOGI-Leibgericht, nämlich Apfel-Ziegenkäse-Taler mit karamelliertem Thymian aus dem neuen großen LOGI-Kochbuch, koche.«

Hannah Luedtke aus Lüneburg hat mit LOGI sieben Kilo abgenommen.

Besonders stolz bin ich, weil ich in dieser Woche Folgendes geschafft habe:

(Schreiben Sie hier auf, was Sie besonders gut gemacht haben. Zum Beispiel: »Ich habe es in dieser Woche geschafft, zwei Liter kalorienfreie Getränke pro Tag zu trinken« oder »Ich habe es in dieser Woche geschafft, jeden Tag Obst zu essen«.)

Dafür belohne ich mich mit:

(Was macht Ihnen Freude? Shoppen, ein Kino-, Konzert- oder Theaterbesuch, ein spannendes neues Buch, Massage oder Kosmetikbehandlung? Gönnen Sie es sich!)

MONTAG.

Datum: ______________

Mein Ernährungsprotokoll.

Mahlzeit:	Uhrzeit:	Menge:	Ich habe gegessen:	Warum habe ich gegessen:
Frühstück				
Mittagessen				
Abendessen				
Snacks				

Mein Trinkcheck (kreuzen Sie an, wie viel Sie getrunken haben. Ein Glas steht für 200 Milliliter.)

Tipp: hiervon 1,5–2,0 Liter

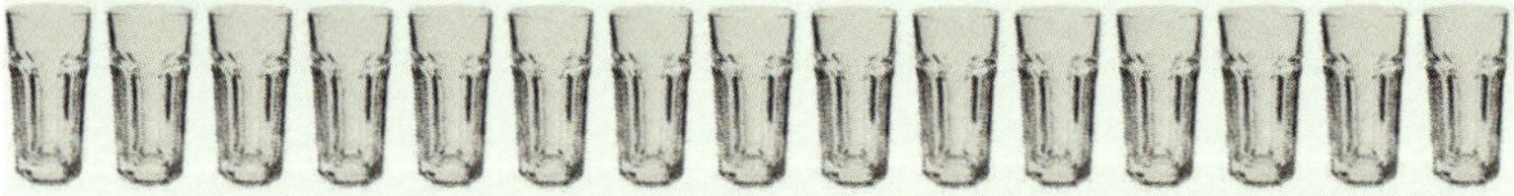

So viele **kalorienfreie Getränke** habe ich heute getrunken (zum Beispiel Wasser, Tee et cetera).

Gesamtmenge (Liter) an **kalorienfreien** Getränken: ___,___ Liter

Tipp: Je weniger, desto besser!

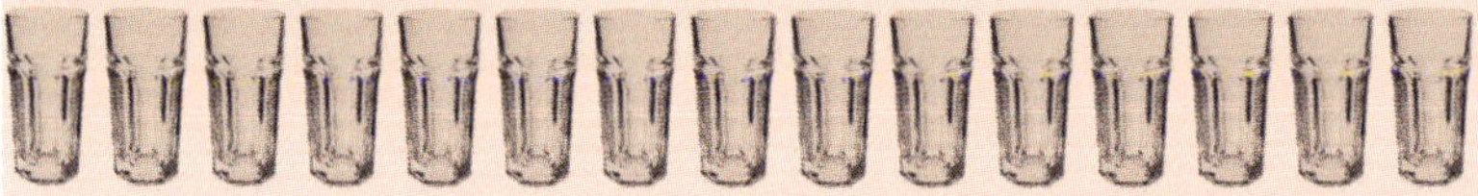

Weiterhin habe ich noch **kalorienhaltige Getränke** (Limonade, Säfte, Schorlen et cetera) zu mir genommen.

Gesamtmenge (Liter) an **kalorienhaltigen** Getränken: ___,___ Liter

Meine Tagesbewertung.

Das habe ich heute gut gemacht:	
Das muss ich morgen besser machen:	

LOGI-WOCHE 3. ERNÄHRUNGSTAGEBUCH.

3. Woche. Ziele nicht aus den Augen verlieren!

Wiegen Sie sich heute Morgen direkt nach dem Aufstehen. Um Messfehler zu vermeiden, sollten Sie sich immer auf dieselbe Waage stellen. Tragen Sie Ihr Gewicht in die Gewichtskurve auf Seite 13 ein. Messen Sie dann Ihren Taillenumfang und tragen Sie den Wert in die Tabelle »Entwicklung von BMI und Taillenumfang« auf Seite 7 ein.

Faktoren, die Ihr Gewicht beeinflussen: Schlafmangel macht dick!

1. Schlafmangel macht hungrig.

Wenn wir weniger als sieben Stunden schlafen, sinkt der Leptinspiegel. Niedrige Leptinwerte wiederum signalisieren ein Energiemangel – obwohl eigentlich kein Mangel vorhanden ist. Folge ist ein gesteigerter Appetit beziehungsweise Hunger und eine damit verbundene Nahrungsaufnahme.

2. Schlafmangel ist Stress für den Körper.

Wer zu wenig schläft, setzt seinen Körper ziemlichem Stress aus. Der Cortisolwert schnellt nach oben, mit der Folge, dass durch die Störung des Zuckerstoffwechsels mehr vom Masthormon Insulin produziert wird.

3. Dauerschlaf macht auch dick!

Aber Vorsicht, wer zu viel schläft (über acht Stunden) geht auch die Gefahr ein, dick zu werden. Dies ist möglicherweise auf den damit einhergehenden Bewegungs- und Lichtmangel zurückzuführen.

Tipp · Tipp · Tipp · Tipp

- *Achten Sie darauf, dass Ihr Schlafzimmer nicht zu warm ist. Am besten, Sie lüften vor dem Schlafengehen.*
- *Vermeiden Sie schwere Mahlzeiten kurz vor dem Schlafengehen.*
- *Trinken Sie anregende Getränke, zum Beispiel Kaffee, lieber am Nachmittag.*
- *Trinken Sie nicht zu viel vor dem Schlafengehen, da Sie sonst ständig durch Toilettengänge aus dem Schlaf gezerrt werden.*
- *Schlafen Sie mit guten Gedanken ein.*
- *Verzichten Sie auf einen Fernseher im Schlafzimmer. Lesen Sie lieber ein gutes Buch.*

DIENSTAG.

Datum: ____________

Mein Ernährungsprotokoll.

Mahlzeit:	Uhrzeit:	Menge:	Ich habe gegessen:	Warum habe ich gegessen:
Frühstück				
Mittagessen				
Abendessen				
Snacks				

Mein Trinkcheck (kreuzen Sie an, wie viel Sie getrunken haben. Ein Glas steht für 200 Milliliter.)

Tipp: hiervon 1,5–2,0 Liter

So viele **kalorienfreie Getränke** habe ich heute getrunken (zum Beispiel Wasser, Tee et cetera).

Gesamtmenge (Liter) an **kalorienfreien** Getränken: ___,___ Liter

Tipp: Je weniger, desto besser!

Weiterhin habe ich noch **kalorienhaltige Getränke** (Limonade, Säfte, Schorlen et cetera) zu mir genommen.

Gesamtmenge (Liter) an **kalorienhaltigen** Getränken: ___,___ Liter

Meine Tagesbewertung.

Das habe ich heute gut gemacht: ____________

Das muss ich morgen besser machen: ____________

LOGI-WOCHE 3.
ERNÄHRUNGSTAGEBUCH.

Fette – wichtiger als man denkt!

Fett und Abnehmen – für viele wie zwei Begriffe, die so gar nicht zusammen passen. Aber Fett essen heißt nicht per se, auch dick und krank zu werden. Fett ist ein lebensnotwendiger Nährstoff, den der Mensch ausreichend mit der Nahrung zuführen muss.

Fettarme Ernährung hat Nachteile.

Eine dauerhaft fettarme Ernährung kann zu einer negativen Veränderung der Blutfette führen, Verdauungsprobleme verursachen oder die Bildung von Gallensteinen fördern. Außerdem werden fettarme Diäten meistens nicht so gut durchgehalten, weil sie einfach nicht schmecken.

Fettreiche Ernährung muss nicht unbedingt zu einem Kalorienüberschuss führen.

Fett hat sicherlich eine hohe Energiedichte. Wer es aber wie bei LOGI empfohlen mit wasserreichen und energiearmen Lebensmitteln wie Obst, Gemüse, mageres Fleisch, Milch und Milchprodukten sowie Fisch kombiniert, liegt von der Kalorienbilanz trotzdem im grünen Bereich.

Wofür brauchen wir Fett?

Funktionen in unserem Körper:

- Träger der fettlöslichen Vitamine A, D, E, K.
- Optimale Träger von Geschmacks- und Aromastoffen. Sie verleihen den Speisen einen Wohlgeschmack.
- Baustoffe für Zellen aller Art (wie Nerven-, Gehirn- oder Immunzellen).
- Lieferanten lebensnotwendiger Fettsäuren, die vom Körper nicht gebildet werden können.
- Ökonomisch gesehen ein wertvoller Energiespeicher in Form des Fettdepots.
- Stoß- und Druckschutz für Organe.

MITTWOCH.

Datum: ______________

Mein Ernährungsprotokoll.

Mahlzeit:	Uhrzeit:	Menge:	Ich habe gegessen:	Warum habe ich gegessen:
Frühstück				
Mittagessen				
Abendessen				
Snacks				

Mein Trinkcheck (kreuzen Sie an, wie viel Sie getrunken haben. Ein Glas steht für 200 Milliliter.)

Tipp: hiervon 1,5–2,0 Liter

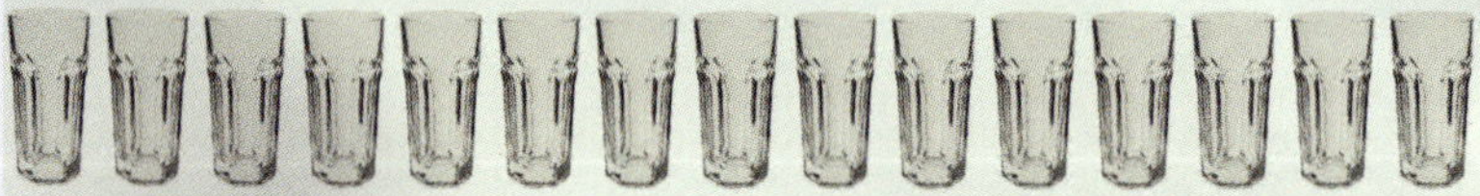

So viele **kalorienfreie Getränke** habe ich heute getrunken (zum Beispiel Wasser, Tee et cetera).

Gesamtmenge (Liter) an **kalorienfreien** Getränken: ___,___ Liter

Tipp: Je weniger, desto besser!

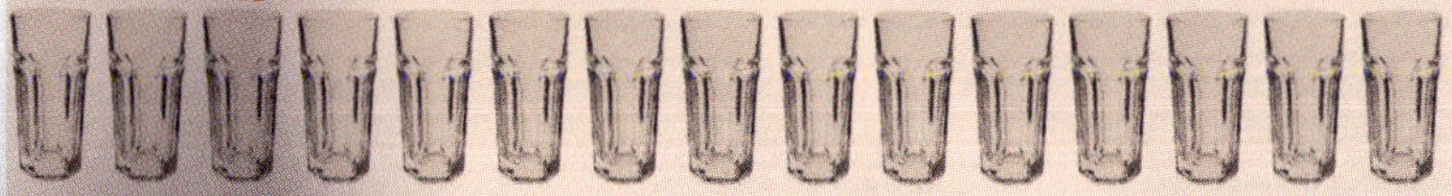

Weiterhin habe ich noch **kalorienhaltige Getränke** (Limonade, Säfte, Schorlen et cetera) zu mir genommen.

Gesamtmenge (Liter) an **kalorienhaltigen** Getränken: ___,___ Liter

Meine Tagesbewertung.

Das habe ich heute gut gemacht:

Das muss ich morgen besser machen:

»Pflanzliches Fett ist immer gesünder als tierisches Fett.«

Das stimmt nicht! Omega-3-Fettsäuren, die überwiegend in fettem Fisch enthalten sind, sind sehr gesund und bei bestimmten Erkrankungen sogar sehr hilfreich. Muskelfleisch vom Schwein oder Gänseschmalz besteht über 50 Prozent aus einfach und mehrfach ungesättigten Fettsäuren. Vor allem einfach ungesättigte Fettsäuren haben viele positive Wirkungen auf den Fettstoffwechsel. Dagegen können zum Beispiel die Omega-6-Fettsäuren aus Margarine oder Distelöl in zu hohen Dosen durchaus auch gesundheitsschädlich sein. Selbst die verteufelten gesättigten Fettsäuren aus Fleisch oder Milch und Milchprodukten sind nicht so schlimm wie ihr Ruf. Die größte Frauenstudie der Welt hat sogar gezeigt, dass Frauen mit dem höchsten Konsum an gesättigten Fettsäuren das niedrigste Risiko für Herz-Kreislauf-Erkrankungen hatten.

Butter oder Margarine?

Bis heute streiten Experten über die Frage, ob Butter oder Margarine gesünder ist. Die Butter wird bis heute verteufelt, weil sie Cholesterin und viele gesättigte Fettsäuren enthält. Beides wird für die Entstehung von Herz-Kreislauf-Erkrankungen verantwortlich gemacht. Margarine dagegen wird in den Himmel gelobt, weil sie zum einen pflanzlicher Natur ist und viele mehrfach ungesättigte Fettsäuren liefert und zum anderen das Cholesterin zu senken vermag.

In der LOGI-Ernährung steht der Sieger fest – die Butter. Bis heute konnte noch nicht eindeutig bewiesen werden, dass gesättigte Fettsäuren tatsächlich das Risiko für Herzinfarkt erhöhen. Im Gegenteil, es gibt immer mehr Hinweise darauf, dass gesättigte Fettsäuren das Risiko sogar senken. Das liegt vielleicht auch daran, dass keine andere Fettsäure das gute schützende HDL-Cholesterin so stark steigen lässt wie gesättigte Fettsäuren. Margarine dagegen ist reich an Omega-6-Fettsäuren. Diese senken zwar das böse LDL-Cholesterin, machen es aber kleiner und aggressiver. Außerdem fördern sie Entzündungsprozesse im Körper.

Butter ist im Gegensatz zur Margarine ein sehr naturbelassenes Lebensmittel und garantiert frei von schädlichen Transfettsäuren, wie man sie heute noch teilweise in der Margarine findet. Eine der schönsten Eigenschaften der Butter besteht darin, dass sie den Eigengeschmack eines Gerichts intensiviert. Wenn Sie Gemüse, Fisch oder Fleisch dünsten und etwas Butter hinzufügen, entfaltet sich das Aroma der Speise auf ganz besondere Weise. »Alles in Butter«, sagt der Volksmund. Das gilt auch für LOGI!

DONNERSTAG.

Datum: ____________________

Mein Ernährungsprotokoll.

Mahlzeit:	Uhrzeit:	Menge:	Ich habe gegessen:	Warum habe ich gegessen:
Frühstück				
Mittagessen				
Abendessen				
Snacks				

Mein Trinkcheck (kreuzen Sie an, wie viel Sie getrunken haben. Ein Glas steht für 200 Milliliter.)

Tipp: hiervon 1,5–2,0 Liter

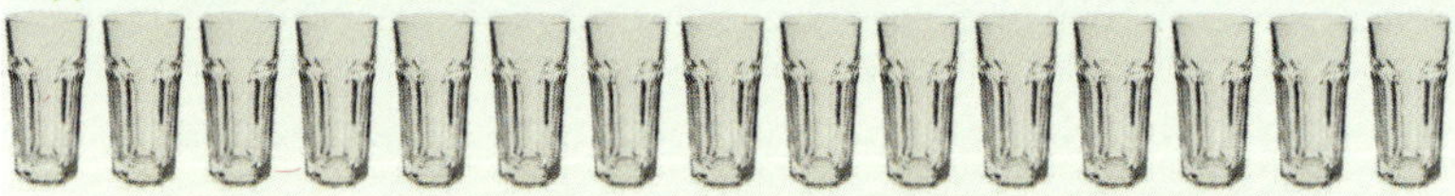

So viele **kalorienfreie Getränke** habe ich heute getrunken (zum Beispiel Wasser, Tee et cetera).

Gesamtmenge (Liter) an **kalorienfreien** Getränken: ___,___ Liter

Tipp: Je weniger, desto besser!

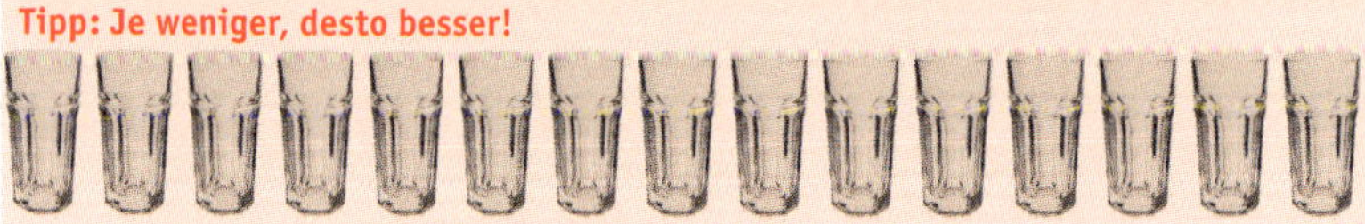

Weiterhin habe ich noch **kalorienhaltige Getränke** (Limonade, Säfte, Schorlen et cetera) zu mir genommen.

Gesamtmenge (Liter) an **kalorienhaltigen** Getränken: ___,___ Liter

Meine Tagesbewertung.

Das habe ich heute gut gemacht: ____________________

Das muss ich morgen besser machen: ____________________

Teilen Sie sich mit!

Erzählen Sie Ihr Vorhaben Ihrer Familien und Ihren Freunden. Dadurch steigt die Verbindlichkeit, Ihr Ziel zu erreichen. Es wird Ihrem inneren Schweinehund dadurch schwerer fallen, eine Ausrede zu finden, die Sie davon abhält, weiter abzunehmen.

Überwinden Sie Ihren inneren Schweinehund mit Ihrem persönlichen »Wenn-Dann-Plan«.

So sind Sie immer gewappnet bei spontanem Motivationsverlust.

Beispiel: Wenn ich Heißhunger verspüre, dann …

rufe ich eine Freundin an, statt zu essen. Das bringt mich auf andere Gedanken!

Wenn ich Frust habe, weil ich nichts abgenommen habe, dann …

Wenn …

dann …

Wenn …

dann …

Wenn …

dann …

Wenn …

dann …

FREITAG.

Datum: ____________

Mein Ernährungsprotokoll.

Mahlzeit:	Uhrzeit:	Menge:	Ich habe gegessen:	Warum habe ich gegessen:
Frühstück				
Mittagessen				
Abendessen				
Snacks				

Mein Trinkcheck (kreuzen Sie an, wie viel Sie getrunken haben. Ein Glas steht für 200 Milliliter.)

Tipp: hiervon 1,5–2,0 Liter

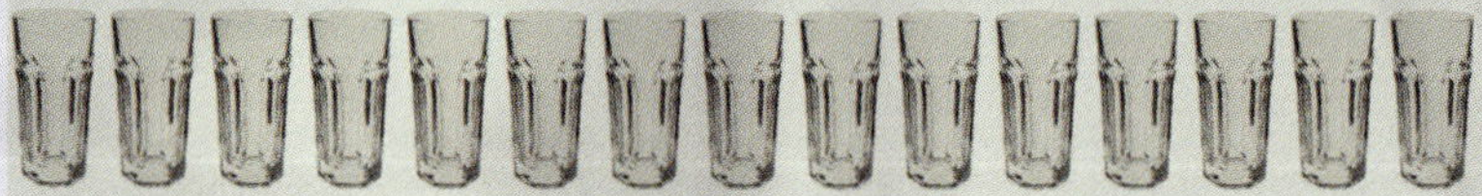

So viele **kalorienfreie Getränke** habe ich heute getrunken (zum Beispiel Wasser, Tee et cetera).

Gesamtmenge (Liter) an **kalorienfreien** Getränken: ___,___ Liter

Tipp: Je weniger, desto besser!

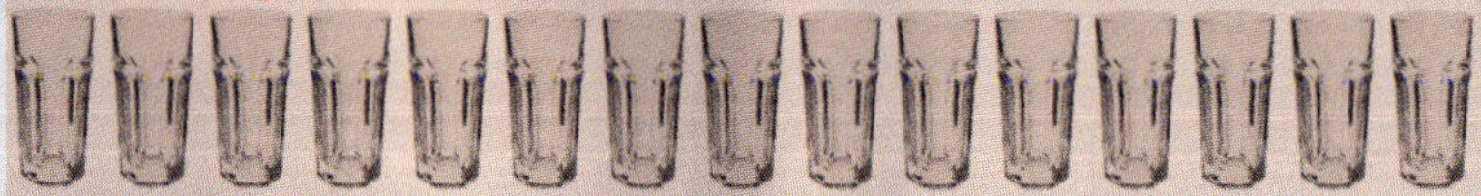

Weiterhin habe ich noch **kalorienhaltige Getränke** (Limonade, Säfte, Schorlen et cetera) zu mir genommen.

Gesamtmenge (Liter) an **kalorienhaltigen** Getränken: ___,___ Liter

Meine Tagesbewertung.

Das habe ich heute gut gemacht:

Das muss ich morgen besser machen:

LOGI-WOCHE 3.
ERNÄHRUNGSTAGEBUCH.

LOGI schmeckt ...

... und das ist unter anderem dem großzügigeren Umgang mit Fett in der LOGI-Ernährung zu verdanken. Fett ist ein Geschmacksträger. Bisher ist man davon ausgegangen, dass der angenehme Geruch und die Konsistenz von Fett die Präferenz für diesen Nährstoff auslöst. Neuere Studien liefern jedoch eine weitere Erklärung: Wissenschaftler haben Fett als sechsten Geschmackssinn identifiziert. Auf der Zunge befinden sich Sensoren, die Fett als Geschmacksrichtung erkennen. Dadurch werden Botenstoffe wie das Glückshormon Dopamin freigesetzt. Man nimmt an, dass dieser Mechanismus den Wohlgeschmack der Fette begründet. Diese Erkenntnis erklärt möglicherweise auch, warum Low-Fat-Diäten letztendlich scheitern: Sie schmecken einfach nicht. Natürlich besteht bei wohlschmeckenden Leckereien immer die Gefahr, zu viel zu essen. Allerdings wirken hier die sättigenden Komponenten der LOGI-Ernährung entgegen.

Forscher haben zudem entdeckt, dass langkettige Fettsäuren, allen voran die Ölsäure aus dem Olivenöl, eine sättigende Wirkung hat. Diese aktiviert im Dünndarm ein appetithemmendes Hormon.

Wie viel Hitze verträgt welches Öl?

Nicht jedes Fett ist zum Hocherhitzen geeignet. Wertvolle Inhaltsstoffe können durch hohe Temperaturen zerstört und gesundheitsschädlich werden. Je mehr einfach ungesättigte und gesättigte Fettsäuren ein Öl enthält, desto hitzestabiler ist es: Natives Olivenöl liefert einen hohen Anteil an einfach ungesättigten Fettsäuren und kann deshalb auf bis zu 180 Grad erhitzt werden. Auch Rapsöl liefert relativ viele einfach ungesättigte Fettsäuren und kann auch zum Anbraten verwendet werden.

TIPP: *Wichtig: Erhitzen Sie das Fett nicht so stark, dass es anfängt zu rauchen. Es gilt allgemein: Vergolden ist besser als Verkohlen. Braten Sie also Fleisch und Fisch nicht zu scharf an. Zum Frittieren sind beide Öle aber weniger geeignet.*

LOGIsche Öle und Fette:

Rapsöl, Olivenöl, Leinöl, Nussöl (zum Beispiel Walnussöl), Kokosöl, Butter und Butterschmalz.

SAMSTAG.

Datum: ____________________

Mein Ernährungsprotokoll.

Mahlzeit:	Uhrzeit:	Menge:	Ich habe gegessen:	Warum habe ich gegessen:
Frühstück				
Mittagessen				
Abendessen				
Snacks				

Mein Trinkcheck (kreuzen Sie an, wie viel Sie getrunken haben. Ein Glas steht für 200 Milliliter.)

Tipp: hiervon 1,5–2,0 Liter

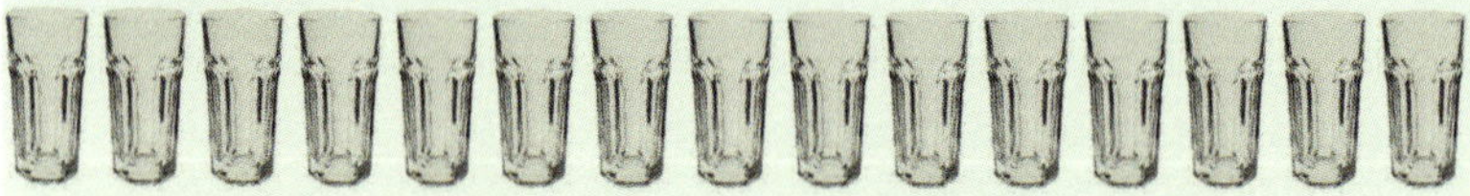

So viele **kalorienfreie Getränke** habe ich heute getrunken (zum Beispiel Wasser, Tee et cetera).

Gesamtmenge (Liter) an **kalorienfreien** Getränken: ___,___ Liter

Tipp: Je weniger, desto besser!

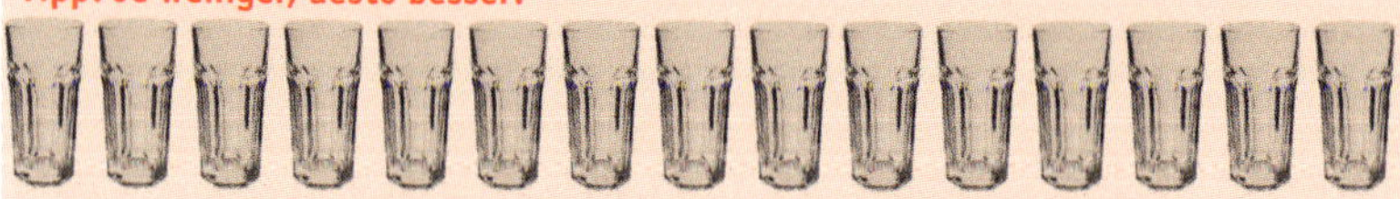

Weiterhin habe ich noch **kalorienhaltige Getränke** (Limonade, Säfte, Schorlen et cetera) zu mir genommen.

Gesamtmenge (Liter) an **kalorienhaltigen** Getränken: ___,___ Liter

Meine Tagesbewertung.

Das habe ich heute gut gemacht:	
Das muss ich morgen besser machen:	

LOGI-WOCHE 3.
ERNÄHRUNGSTAGEBUCH.

Übungen beim Zähneputzen.

Für einen schönen Po und feste Oberschenkel: Spannen Sie Ihre Gesäß- und Oberschenkelmuskeln an und halten Sie die Spannung für etwa zehn Sekunden, anschließend entspannen Sie die Muskulatur wieder. Wiederholen Sie die Übung so lange, bis Sie das Zähneputzen beendet haben.

Bewegungscheckliste Woche 3:

Bewegungseinheit	Mo	Di	Mi	Do	Fr	Sa	So
Spazieren gehen	☐☐ ☐☐	☐☐ ☐☐	☐☐ ☐☐	☐☐ ☐☐	☐☐ ☐☐	☐☐ ☐☐	☐☐ ☐☐
Ausdauersport, zum Beispiel Walken, Laufen, Radfahren, Schwimmen	☐☐ ☐☐	☐☐ ☐☐	☐☐ ☐☐	☐☐ ☐☐	☐☐ ☐☐	☐☐ ☐☐	☐☐ ☐☐
Kraftsport, zum Beispiel im Fitnessstudio, Tempotraining	☐☐ ☐☐	☐☐ ☐☐	☐☐ ☐☐	☐☐ ☐☐	☐☐ ☐☐	☐☐ ☐☐	☐☐ ☐☐
Spielsport, zum Beispiel Fußball, Handball, Squash	☐☐ ☐☐	☐☐ ☐☐	☐☐ ☐☐	☐☐ ☐☐	☐☐ ☐☐	☐☐ ☐☐	☐☐ ☐☐
Kräftigungsübungen, zum Beispiel Pilates, Gymnastik	☐☐ ☐☐	☐☐ ☐☐	☐☐ ☐☐	☐☐ ☐☐	☐☐ ☐☐	☐☐ ☐☐	☐☐ ☐☐
Sonstiges, zum Beispiel Gartenarbeit	☐☐ ☐☐	☐☐ ☐☐	☐☐ ☐☐	☐☐ ☐☐	☐☐ ☐☐	☐☐ ☐☐	☐☐ ☐☐

Bitte machen Sie pro Bewegungseinheit von 30 Minuten ein Kreuz in einem der entsprechenden Kästchen.
Ein Kästchen = 30 Minuten Bewegungseinheit. 4 Kästchen = 4 x 30 Minuten Bewegungseinheit.
Empfehlung: In einer Woche sollten Sie mindestens vier Kreuze geschafft haben. Achten Sie bitte darauf, dass Sie Abwechslung in die Bewegungsarten (mal Ausdauer, mal Kräftigungsübungen) bringen.

SONNTAG.

Datum: ____________

Mein Ernährungsprotokoll.

Mahlzeit:	Uhrzeit:	Menge:	Ich habe gegessen:	Warum habe ich gegessen:
Frühstück				
Mittagessen				
Abendessen				
Snacks				

Mein Trinkcheck (kreuzen Sie an, wie viel Sie getrunken haben. Ein Glas steht für 200 Milliliter.)

Tipp: hiervon 1,5–2,0 Liter

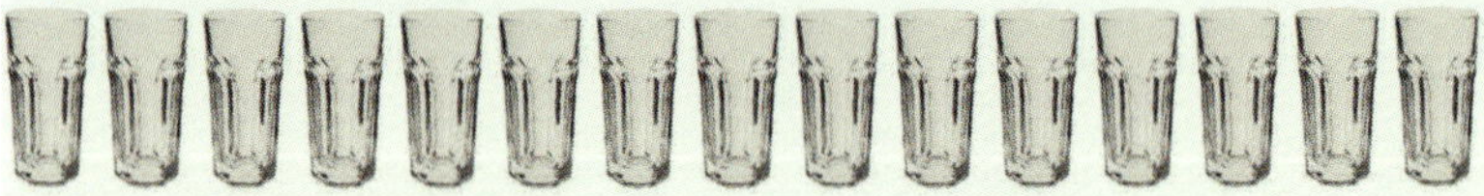

So viele **kalorienfreie Getränke** habe ich heute getrunken (zum Beispiel Wasser, Tee et cetera).

Gesamtmenge (Liter) an **kalorienfreien** Getränken: ___,___ Liter

Tipp: Je weniger, desto besser!

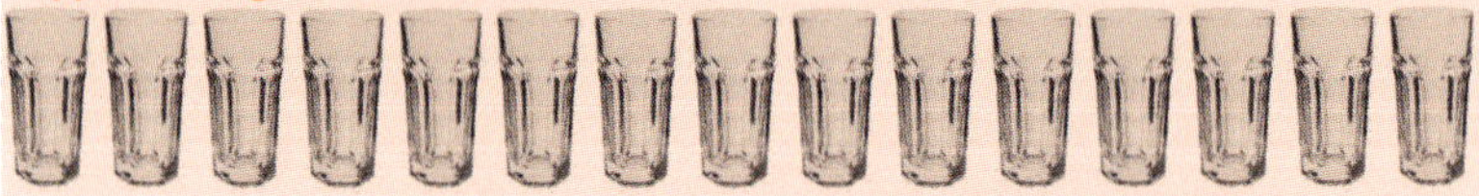

Weiterhin habe ich noch **kalorienhaltige Getränke** (Limonade, Säfte, Schorlen et cetera) zu mir genommen.

Gesamtmenge (Liter) an **kalorienhaltigen** Getränken: ___,___ Liter

Meine Tagesbewertung.

Das habe ich heute gut gemacht:

Das muss ich morgen besser machen:

LOGI-WOCHE 3. ERNÄHRUNGSTAGEBUCH.

BELOHNUNGSTAG.

Mein Belohnungstipp: Ich gehe ins Kino!

»Mit meinem Gewicht hadere ich schon seit meiner Schulzeit. Ich war schon immer ein wenig pummelig und habe etliche Diäten ausprobiert. Vor einem halben Jahr stellte ich meine Ernährung nach LOGI um. Das Gewicht wurde langsam, aber stetig weniger. Noch habe ich mein Wunschgewicht nicht erreicht, aber ein halbes Kilo in der Woche schaffe ich meistens. Da ich leidenschaftlich gerne ins Kino gehe, belohne mich nach zwei Kilo Gewichtsverlust mit einem Kinobesuch, und dazu gehört natürlich auch die Tüte Popkorn und ein Malzbier. Das gönne ich mir dann ganz bewusst. So ist das Abnehmen mit Freude und vor allem ohne Radikalverbote verbunden.«

Stephanie Trost aus Spelle hat mit LOGI zehn Kilo abgenommen.

Besonders stolz bin ich, weil ich in dieser Woche Folgendes geschafft habe:

(Schreiben Sie hier auf, was Sie besonders gut gemacht haben. Zum Beispiel: »Ich habe es in dieser Woche geschafft, zwei Liter kalorienfreie Getränke pro Tag zu trinken« oder »Ich habe es in dieser Woche geschafft, jeden Tag Obst zu essen«.)

Dafür belohne ich mich mit:

(Was macht Ihnen Freude? Shoppen, ein Kino-, Konzert- oder Theaterbesuch, ein spannendes neues Buch, Massage oder Kosmetikbehandlung? Gönnen Sie es sich!)

MONTAG.

Datum:

Mein Ernährungsprotokoll.

Mahlzeit:	Uhrzeit:	Menge:	Ich habe gegessen:	Warum habe ich gegessen:
Frühstück				
Mittagessen				
Abendessen				
Snacks				

Mein Trinkcheck (kreuzen Sie an, wie viel Sie getrunken haben. Ein Glas steht für 200 Milliliter.)

Tipp: hiervon 1,5–2,0 Liter

So viele **kalorienfreie Getränke** habe ich heute getrunken (zum Beispiel Wasser, Tee et cetera).

Gesamtmenge (Liter) an **kalorienfreien** Getränken: ___,___ Liter

Tipp: Je weniger, desto besser!

Weiterhin habe ich noch **kalorienhaltige Getränke** (Limonade, Säfte, Schorlen et cetera) zu mir genommen.

Gesamtmenge (Liter) an **kalorienhaltigen** Getränken: ___,___ Liter

Meine Tagesbewertung.

Das habe ich heute gut gemacht:

Das muss ich morgen besser machen:

LOGI-WOCHE 4. ERNÄHRUNGSTAGEBUCH.

WIEGETAG.

4. Woche. Es läuft immer besser!

Wiegen Sie sich heute Morgen direkt nach dem Aufstehen. Um Messfehler zu vermeiden, sollten Sie sich immer auf dieselbe Waage stellen. Tragen Sie Ihr Gewicht in die Gewichtskurve auf Seite 13 ein. Messen Sie dann Ihren Taillenumfang und tragen Sie den Wert in die Tabelle »Entwicklung von BMI und Taillenumfang« auf Seite 7 ein.

Faktoren, die Ihr Gewicht beeinflussen.

Muskelmasse verbrennt mehr Kalorien als Fettgewebe!

Die Körperzusammensetzung spielt also eine große Rolle bei der Gewichtsabnahme. Wer mehr Muskeln besitzt, ist im Vorteil. Es muss ja nicht gleich die »Mucki-Bude« sein. Auch zu Hause können Sie Kräftigungsübungen durchführen. Kaufen Sie sich einfach ein Trainingsprogramm auf DVD – 20 Minuten täglich reichen schon aus.

TIPP *Machen Sie regelmäßig Krafttraining. Lesen Sie mehr über die Vorteile des Krafttrainings für den Stoffwechsel und das Gewicht hier im LOGI-Tagebuch auf Seite 87.*

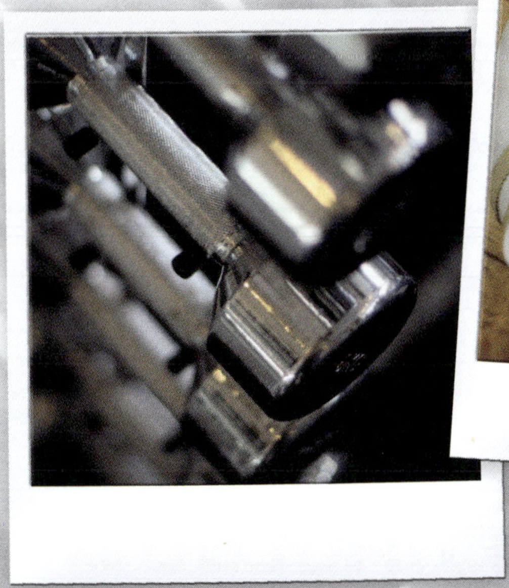

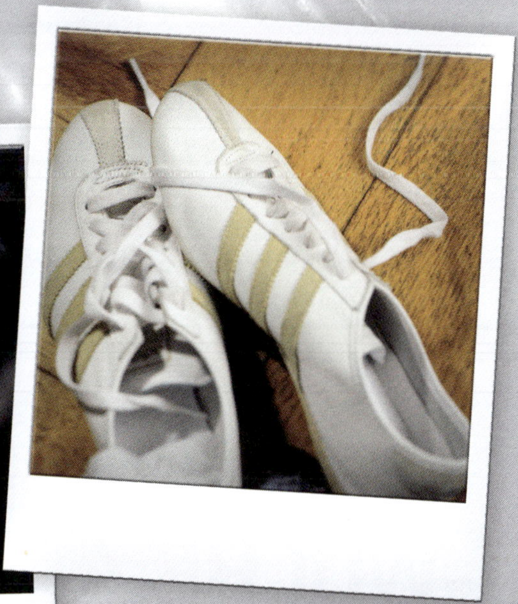

DIENSTAG.

Datum: ______________

Mein Ernährungsprotokoll.

Mahlzeit:	Uhrzeit:	Menge:	Ich habe gegessen:	Warum habe ich gegessen:
Frühstück				
Mittagessen				
Abendessen				
Snacks				

Mein Trinkcheck (kreuzen Sie an, wie viel Sie getrunken haben. Ein Glas steht für 200 Milliliter.)

Tipp: hiervon 1,5–2,0 Liter

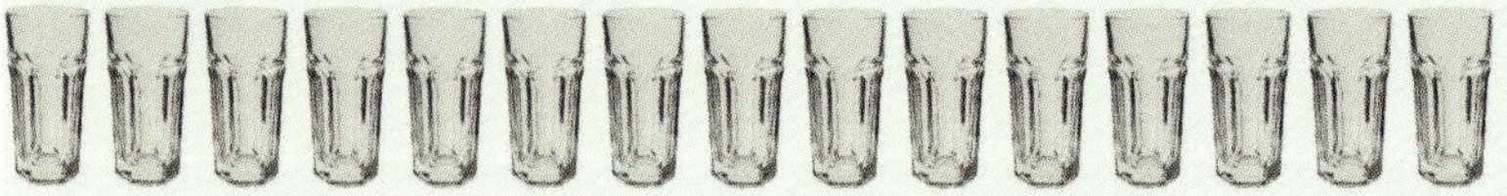

So viele **kalorienfreie Getränke** habe ich heute getrunken (zum Beispiel Wasser, Tee et cetera).

Gesamtmenge (Liter) an **kalorienfreien** Getränken: ___,___ Liter

Tipp: Je weniger, desto besser!

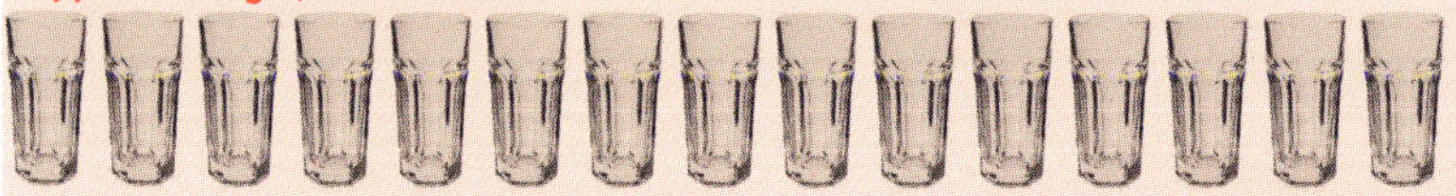

Weiterhin habe ich noch **kalorienhaltige Getränke** (Limonade, Säfte, Schorlen et cetera) zu mir genommen.

Gesamtmenge (Liter) an **kalorienhaltigen** Getränken: ___,___ Liter

Meine Tagesbewertung.

Das habe ich heute gut gemacht: ______________

Das muss ich morgen besser machen: ______________

Trinken Sie sich schlank!

Ganz so einfach ist das natürlich nicht. Aber wer ausreichend trinkt, kann die Gewichtsabnahme unterstützen, weil

- trinken vor einer Mahlzeit eine leicht sättigende Wirkung hat.
- das Durstgefühl bei Wenigtrinkern häufig als Hungergefühl interpretiert wird. Statt zu trinken wird gegessen, und das fördert eine positive Energiebilanz. Deswegen sollten Sie so viel trinken, dass erst gar kein Durst entstehen kann.
- trinken den Stoffwechsel ankurbelt und den Grundumsatz besonders bei Wenigtrinkern erhöhen kann.
- trinken die Fließeigenschaften des Blutes verbessert, die Verdauung anregt und die Leistungs- und Konzentrationsfähigkeit fördert.

Vorsicht: Flüssige Dickmacher!

Getränk	Kalorien	Kohlenhydrate	Enthaltene Zuckerwürfel*
1 Glas (à 200 ml) Orangensaft	90 kcal	18 g	6
1 Glas (à 200 ml) Apfelsaft	98 kcal	21 g	7
1 Glas (à 200 ml) Apfelsaftschorle	49 kcal	11 g	ca. 4
1 Liter Apfelsaftschorle	245 kcal	53 g	ca. 18
1 Glas (à 200 ml) Cola-Getränk	88 kcal	21 g	ca. 7
1 Glas (à 200 ml) Limonade	83 kcal	20 g	ca. 7
1 Glas (à 200 ml) Eistee	74 kcal	18 g	6
1 Liter Wellnesswasser	240 kcal	58 g	ca. 20
330 ml fermentierte Limonade	73 kcal	18 g	ca. 6
250 ml Smoothie	150 kcal	36 g	12
250 ml gezuckerte Milchgetränke	144 kcal	35 g	ca. 12
1 Flasche (à 330 ml) Bier	140 kcal	10 g	3
1 Flasche (à 500 ml) Weißbier	215 kcal	15 g	6

* Ein Würfel Zucker entspricht drei Gramm Kohlenhydraten.

MITTWOCH.

Datum: ____________

Mein Ernährungsprotokoll.

Mahlzeit:	Uhrzeit:	Menge:	Ich habe gegessen:	Warum habe ich gegessen:
Frühstück				
Mittagessen				
Abendessen				
Snacks				

Mein Trinkcheck (kreuzen Sie an, wie viel Sie getrunken haben. Ein Glas steht für 200 Milliliter.)

Tipp: hiervon 1,5–2,0 Liter

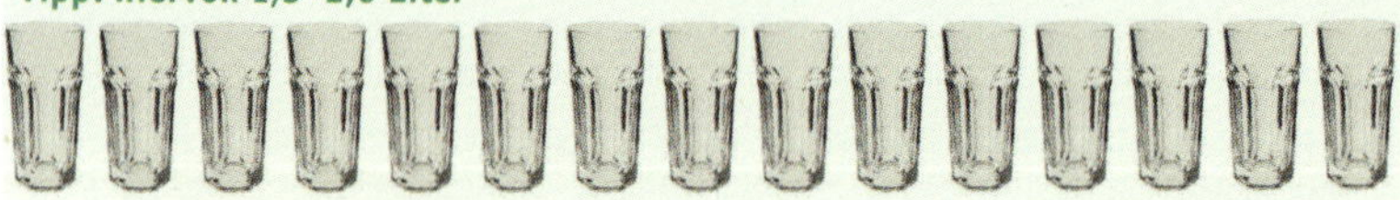

So viele **kalorienfreie Getränke** habe ich heute getrunken (zum Beispiel Wasser, Tee et cetera).

Gesamtmenge (Liter) an **kalorienfreien** Getränken: ___,___ Liter

Tipp: Je weniger, desto besser!

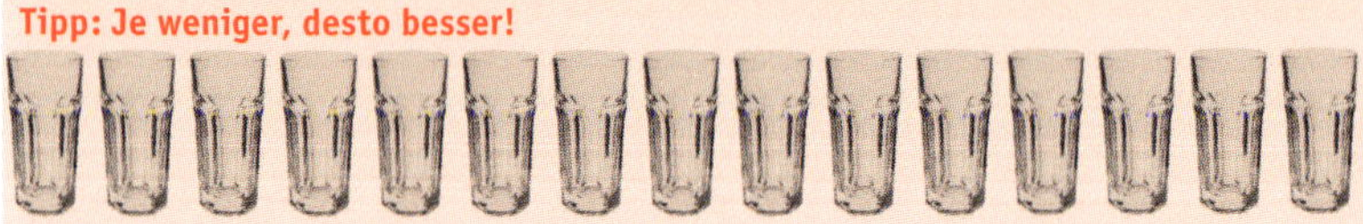

Weiterhin habe ich noch **kalorienhaltige Getränke** (Limonade, Säfte, Schorlen et cetera) zu mir genommen.

Gesamtmenge (Liter) an **kalorienhaltigen** Getränken: ___,___ Liter

Meine Tagesbewertung.

Das habe ich heute gut gemacht: ____________

____

Das muss ich morgen besser machen: ____________

____

LOGI-WOCHE 4.
ERNÄHRUNGSTAGEBUCH.

Fett-Weg-Effekt mit Zitronenwasser.

Abends Wasser mit ein paar Spritzern Zitronensaft trinken und nachts wird überschüssiges Fett einfach weggeätzt. So zumindest im Glauben vieler Abnehmwilliger.

Wenn das doch so einfach wäre! Ist es aber nicht. Mit der Fruchtsäure im Zitronensaft kann man kein Fett wegätzen, schon gar nicht mit ein paar Spritzern. Häufig liest man aber auch, dass das Vitamin C in der Zitrone der Fatburner ist. Vitamin C wird zwar bei der Produktion von L-Carnitin, einem Taxi, das Fett von den Fettzellen in die Verbrennungsöfen fährt, benötigt. Unklar ist jedoch, ob durch mehr Vitamin C auch mehr L-Carnitin produziert wird und damit mehr Fett verbrannt wird.

Aber, schaden kann das Glas Zitronenwasser auch nicht. Daher: Wem es schmeckt, der soll es trinken!

Die bekanntesten »Fettkiller« – die auch wirklich wirken!

Koffein: Koffein im Kaffee, in schwarzem und grünem Tee, kurbelt Ihren Stoffwechsel an. Der Energieumsatz ist über einige Stunden erhöht, und Sie verbrennen mehr Fett. Dieser Effekt ist natürlich gefährdet, wenn man Kaffee oder Tee mit Zucker beziehungsweise die klassische zuckerhaltige Cola trinkt.

Calcium: Lässt Ihr Fett schmelzen! Bereits vor elf Jahren konnten amerikanische Forscher in einer Studie, in der es um die blutdrucksenkende Wirkung von Calcium ging, eine Gewichtsabnahme bei der mit Calcium behandelten Gruppe feststellen. In einer neuen Studie konnte nachgewiesen werden, dass das Körpergewicht um fast acht Kilo niedriger liegt, wenn täglich etwa 1.000 Milligramm mehr Calcium aufgenommen werden. Eine hohe Calciumzufuhr aktiviert verschiedene Gene, die die Ausschüttung von Hormonen stimuliert, die wiederum die Einlagerung von Fett in die Fettzellen bremst. Es sorgt, egal, ob man sich kalorienarm oder kalorienreich ernährt, dafür, dass das Fett aus den Fettzellen verbrannt wird. Auch die Wärmeabgabe steigt. Außerdem bindet Milchcalcium eine gewisse Menge Nahrungsfett, wodurch es als Energielieferant nicht mehr zur Verfügung steht.

Chili: Schlank und scharf! Chili befindet sich in Cayennepfeffer, Pepperoni und Chilischoten. Der Wirkstoff der Pfefferschoten Capsaicin kurbelt Ihren Stoffwechsel an, fördert die Durchblutung und sorgt für eine geregelte Verdauung. Eine Studie aus Australien konnte weiterhin eine Senkung des Insulinspiegels um 32 Prozent messen. Das hilft natürlich beim Abnehmen, da Insulin dem Körper das Signal vermittelt, Fett einzulagern.

DONNERSTAG.

Datum: ____________

Mein Ernährungsprotokoll.

Mahlzeit:	Uhrzeit:	Menge:	Ich habe gegessen:	Warum habe ich gegessen:
Frühstück				
Mittagessen				
Abendessen				
Snacks				

Mein Trinkcheck (kreuzen Sie an, wie viel Sie getrunken haben. Ein Glas steht für 200 Milliliter.)

Tipp: hiervon 1,5–2,0 Liter

So viele **kalorienfreie Getränke** habe ich heute getrunken (zum Beispiel Wasser, Tee et cetera).

Gesamtmenge (Liter) an **kalorienfreien** Getränken: ___,___ Liter

Tipp: Je weniger, desto besser!

Weiterhin habe ich noch **kalorienhaltige Getränke** (Limonade, Säfte, Schorlen et cetera) zu mir genommen.

Gesamtmenge (Liter) an **kalorienhaltigen** Getränken: ___,___ Liter

Meine Tagesbewertung.

Das habe ich heute gut gemacht: ____________

Das muss ich morgen besser machen: ____________

LOGI-WOCHE 4. ERNÄHRUNGSTAGEBUCH.

MOTIVATIONSTAG.

Mein Motivationstipp: Die Fotostrecke.

»Ich habe in zwei Jahren 32 Kilo abgenommen. Es war ein langer Weg, den ich visuell festgehalten habe. Am Anfang habe ich mir ein Foto mit meinem Startgewicht im Schlafzimmer aufgehängt. Nach der ersten größeren Gewichtsabnahme bat ich meinen Mann, ein Vergleichsfoto von mir zu machen. Man sah einen kleinen Unterschied, aber so richtig zufrieden war ich noch nicht. Das letzte Foto entstand dann im Mai 2009, also zwei Jahre später. Genial, jetzt war der Unterschied klar erkennbar. Mein morgendliches Spiegelbild verrät das selbstverständlich auch, aber in ein paar Jahren werde ich die Bilder meiner Familie zeigen und hoffe, dass ich sie so motivieren kann, auf Ihre eigene Gesundheit zu achten.«

Annette Krause aus Bochum hat mit LOGI 32 Kilo abgenommen.

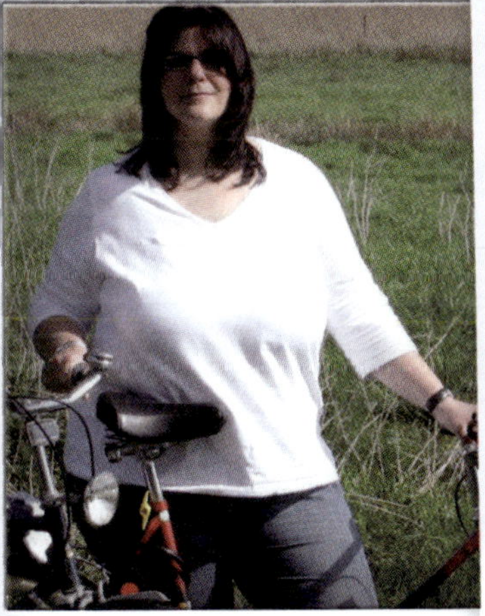

April 2007

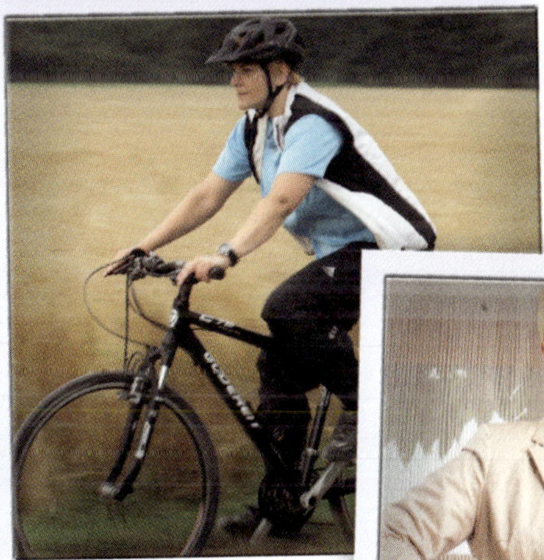

Mai 2009

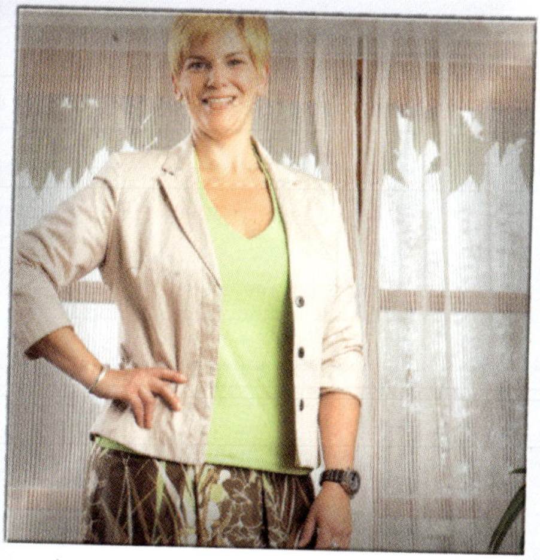

Mai 2009

Fotos aus Mai 2009 von Dieter Röseler, Köln

FREITAG.

Datum: ____________

Mein Ernährungsprotokoll.

Mahlzeit:	Uhrzeit:	Menge:	Ich habe gegessen:	Warum habe ich gegessen:
Frühstück				
Mittagessen				
Abendessen				
Snacks				

Mein Trinkcheck (kreuzen Sie an, wie viel Sie getrunken haben. Ein Glas steht für 200 Milliliter.)

Tipp: hiervon 1,5–2,0 Liter

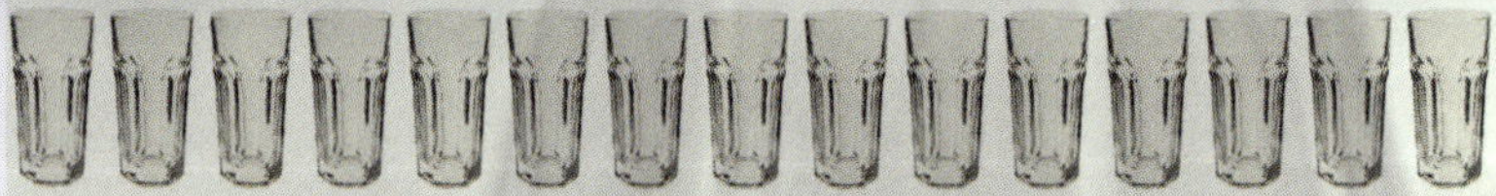

So viele **kalorienfreie Getränke** habe ich heute getrunken (zum Beispiel Wasser, Tee et cetera).

Gesamtmenge (Liter) an **kalorienfreien** Getränken: ___,___ Liter

Tipp: Je weniger, desto besser!

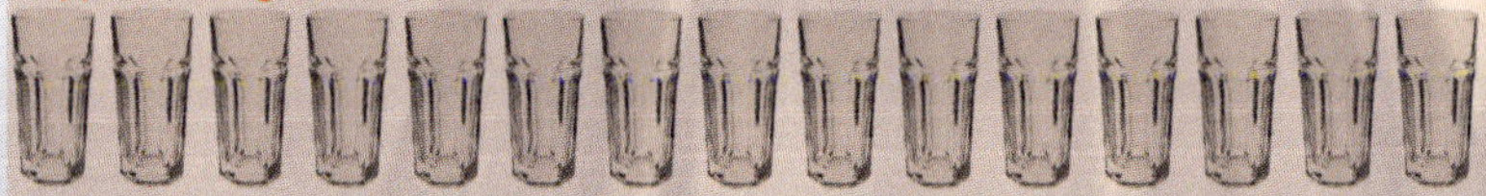

Weiterhin habe ich noch **kalorienhaltige Getränke** (Limonade, Säfte, Schorlen et cetera) zu mir genommen.

Gesamtmenge (Liter) an **kalorienhaltigen** Getränken: ___,___ Liter

Meine Tagesbewertung.

Das habe ich heute gut gemacht:

Das muss ich morgen besser machen:

LOGI-WOCHE 4.
ERNÄHRUNGSTAGEBUCH.

Die wichtigsten Trinkregeln:

- Trinken Sie 1,5 bis 2 Liter Wasser, Tee oder andere kalorienfreie Getränke.
- Trinken Sie regelmäßig bis zum frühen Abend. Spätes Trinken macht nachts aktiv. Wer ständig auf die Toilette muss, verhindert einen guten Schlaf. Und dieser ist zum Abnehmen schließlich auch wichtig.
- Trinken Sie, bevor Sie Durst verspüren.
- Trinken Sie vor jeder Mahlzeit.

Trinkfahrplan (zuzüglich Kaffee und Tee):

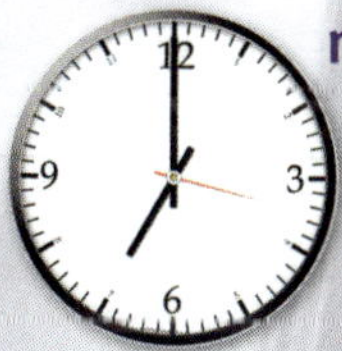

nach dem Aufstehen:
1 Glas Wasser

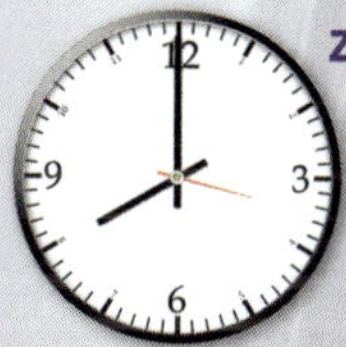

zum Frühstück:
1 Glas Wasser

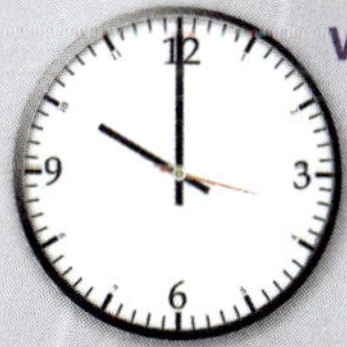

vormittags:
1 Glas Wasser

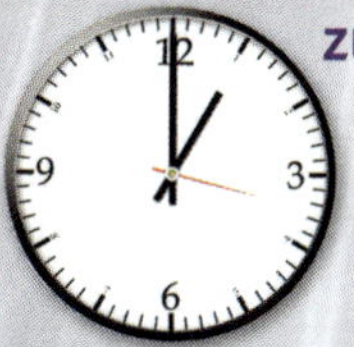

zum Mittagessen:
2 Gläser Wasser

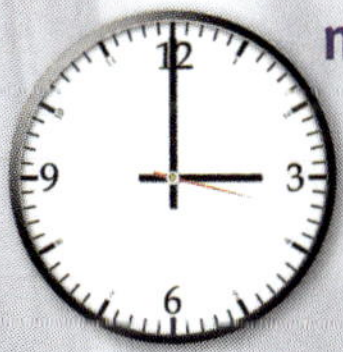

nachmittags:
1 Glas Wasser

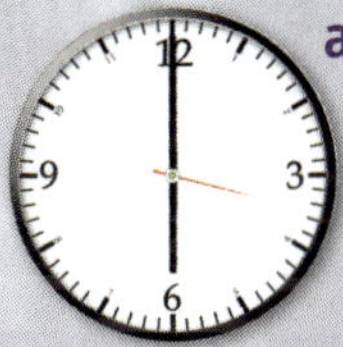

abends:
1 Glas Wasser

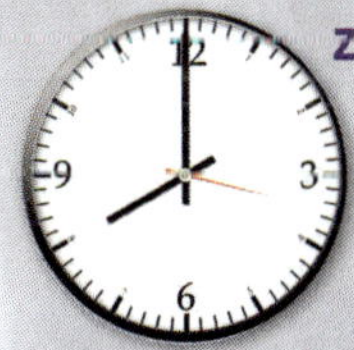

zum Abendessen:
1 Glas Wasser

SAMSTAG.

Datum: ____________

Mein Ernährungsprotokoll.

Mahlzeit:	Uhrzeit:	Menge:	Ich habe gegessen:	Warum habe ich gegessen:
Frühstück				
Mittagessen				
Abendessen				
Snacks				

Mein Trinkcheck (kreuzen Sie an, wie viel Sie getrunken haben. Ein Glas steht für 200 Milliliter.)

Tipp: hiervon 1,5–2,0 Liter

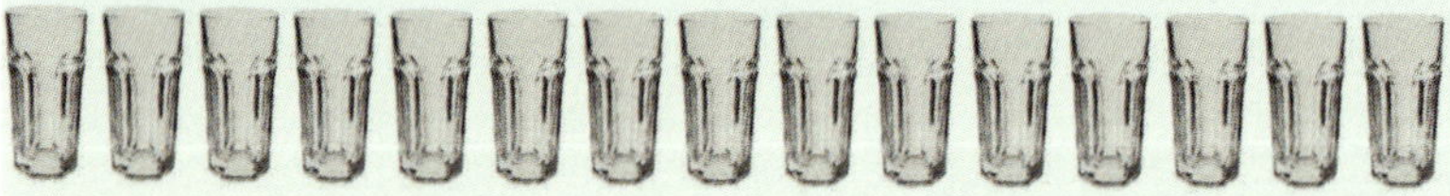

So viele **kalorienfreie Getränke** habe ich heute getrunken (zum Beispiel Wasser, Tee et cetera).

Gesamtmenge (Liter) an **kalorienfreien** Getränken: ___,___ Liter

Tipp: Je weniger, desto besser!

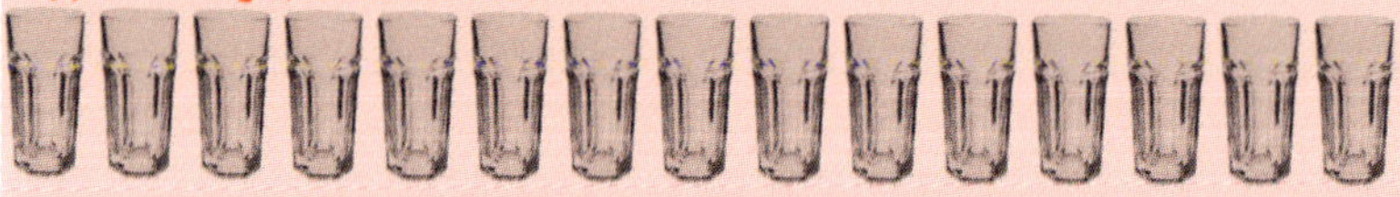

Weiterhin habe ich noch **kalorienhaltige Getränke** (Limonade, Säfte, Schorlen et cetera) zu mir genommen.

Gesamtmenge (Liter) an **kalorienhaltigen** Getränken: ___,___ Liter

Meine Tagesbewertung.

Das habe ich heute gut gemacht:	
Das muss ich morgen besser machen:	

Der Schlüssel zu mehr Taille: Muskeltraining.

Krafttraining hilft, die Pfunde purzeln zu lassen. Die Nachbrennphase bezeichnet mal als »Afterburning«. Noch Stunden nach intensivem Training bleibt der Stoffwechsel angeregt, und der Grundumsatz ist deutlich erhöht. Also greifen Sie auch mal zur Hantel! Es lohnt sich.

Bewegungscheckliste Woche 4:

Bewegungseinheit	Mo	Di	Mi	Do	Fr	Sa	So
Spazieren gehen	□□ □□	□□ □□	□□ □□	□□ □□	□□ □□	□□ □□	□□ □□
Ausdauersport, zum Beispiel Walken, Laufen, Radfahren, Schwimmen	□□ □□	□□ □□	□□ □□	□□ □□	□□ □□	□□ □□	□□ □□
Kraftsport, zum Beispiel im Fitnessstudio, Tempotraining	□□ □□	□□ □□	□□ □□	□□ □□	□□ □□	□□ □□	□□ □□
Spielsport, zum Beispiel Fußball, Handball, Squash	□□ □□	□□ □□	□□ □□	□□ □□	□□ □□	□□ □□	□□ □□
Kräftigungsübungen, zum Beispiel Pilates, Gymnastik	□□ □□	□□ □□	□□ □□	□□ □□	□□ □□	□□ □□	□□ □□
Sonstiges, zum Beispiel Gartenarbeit	□□ □□	□□ □□	□□ □□	□□ □□	□□ □□	□□ □□	□□ □□

Bitte machen Sie pro Bewegungseinheit von 30 Minuten ein Kreuz in einem der entsprechenden Kästchen.
Ein Kästchen = 30 Minuten Bewegungseinheit. 4 Kästchen = 4 x 30 Minuten Bewegungseinheit.
Empfehlung: In einer Woche sollten Sie mindestens vier Kreuze geschafft haben. Achten Sie bitte darauf, dass Sie Abwechslung in die Bewegungsarten (mal Ausdauer, mal Kräftigungsübungen) bringen.

Vier Gründe, die Muskeln arbeiten zu lassen:

- **Erhöhter Energieumsatz:** Durch Muskelzuwachs erhöht sich Ihr Grundumsatz, und Sie verbrennen selbst in Ruhe mehr Kalorien.
- **Weniger Insulin nötig:** Wer mehr Muskeln besitzt, kann Kohlenhydratsünden besser wegstecken, weil er den Zucker auch mit weniger Insulin verbrennen kann.
- **Definierte Figur:** Muskeln verleihen dem Körper Kontur und Proportionen.
- **Bessere Haltung:** Besonders eine ausgeprägte Rückenmuskulatur beugt Schmerzen im Rücken und Nacken vor und verhilft Ihnen zu einer aufrechten Körperhaltung.

SONNTAG.

Datum: ____________

Mein Ernährungsprotokoll.

Mahlzeit:	Uhrzeit:	Menge:	Ich habe gegessen:	Warum habe ich gegessen:
Frühstück				
Mittagessen				
Abendessen				
Snacks				

Mein Trinkcheck (kreuzen Sie an, wie viel Sie getrunken haben. Ein Glas steht für 200 Milliliter.)

Tipp: hiervon 1,5–2,0 Liter

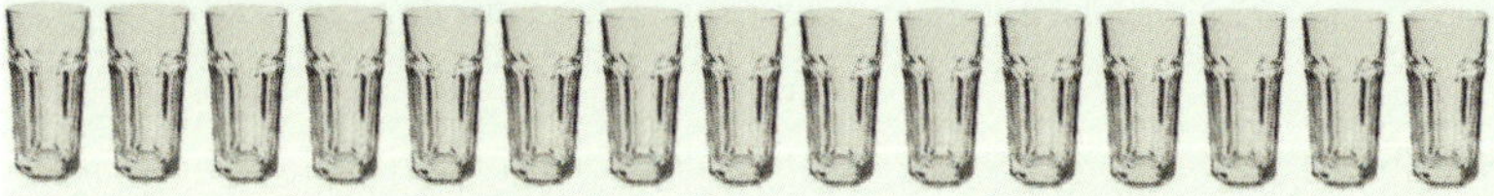

So viele **kalorienfreie Getränke** habe ich heute getrunken (zum Beispiel Wasser, Tee et cetera).

Gesamtmenge (Liter) an **kalorienfreien** Getränken: ___,___ Liter

Tipp: Je weniger, desto besser!

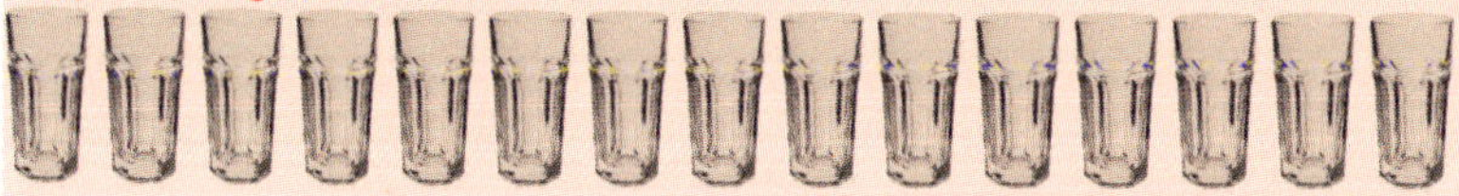

Weiterhin habe ich noch **kalorienhaltige Getränke** (Limonade, Säfte, Schorlen et cetera) zu mir genommen.

Gesamtmenge (Liter) an **kalorienhaltigen** Getränken: ___,___ Liter

Meine Tagesbewertung.

Das habe ich heute gut gemacht:

Das muss ich morgen besser machen:

LOGI-WOCHE 4.
ERNÄHRUNGSTAGEBUCH.

Mein Belohnungstipp: »Das unLOGIsche Frühstück!«

»Mein Frühstück besteht aus einer Scheibe rheinisches Schwarzbrot und zwei Scheiben Vollkornknäckebrot. Auf eine Scheibe Knäckebrot gebe ich noch als Krönung einen Teelöffel Marmelade. Ich genieße diese Sünde und freue mich jeden Morgen auf mein sündhaftes Frühstück. Dafür esse ich mittags und abends kohlenhydratarm – ich verzichte also auf Brot oder Sättigungsbeilagen, Säfte und andere gezuckerte Lebensmittel. Mein unLOGIsches Frühstück bremst meinen Erfolg nicht aus, denn meine Blutzuckerwerte haben sich normalisiert, dadurch brauche ich kein Insulin mehr zu spritzen.«

Ursula Otte aus Bergisch Gladbach hat mit LOGI 20 Kilo abgenommen.

Besonders stolz bin ich, weil ich in dieser Woche Folgendes geschafft habe:

(Schreiben Sie hier auf, was Sie besonders gut gemacht haben. Zum Beispiel: »Ich habe es in dieser Woche geschafft, zwei Liter kalorienfreie Getränke pro Tag zu trinken« oder »Ich habe es in dieser Woche geschafft, jeden Tag Obst zu essen«.)

Dafür belohne ich mich mit:

(Was macht Ihnen Freude? Shoppen, ein Kino-, Konzert- oder Theaterbesuch, ein spannendes neues Buch, Massage oder Kosmetikbehandlung? Gönnen Sie es sich!)

MONTAG.

Datum: ______

Mein Ernährungsprotokoll.

Mahlzeit:	Uhrzeit:	Menge:	Ich habe gegessen:	Warum habe ich gegessen:
Frühstück				
Mittagessen				
Abendessen				
Snacks				

Mein Trinkcheck (kreuzen Sie an, wie viel Sie getrunken haben. Ein Glas steht für 200 Milliliter.)

Tipp: hiervon 1,5–2,0 Liter

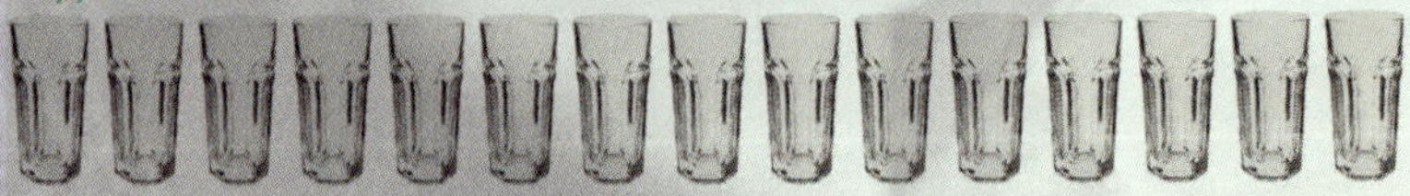

So viele **kalorienfreie Getränke** habe ich heute getrunken (zum Beispiel Wasser, Tee et cetera).

Gesamtmenge (Liter) an **kalorienfreien** Getränken: ___,___ Liter

Tipp: Je weniger, desto besser!

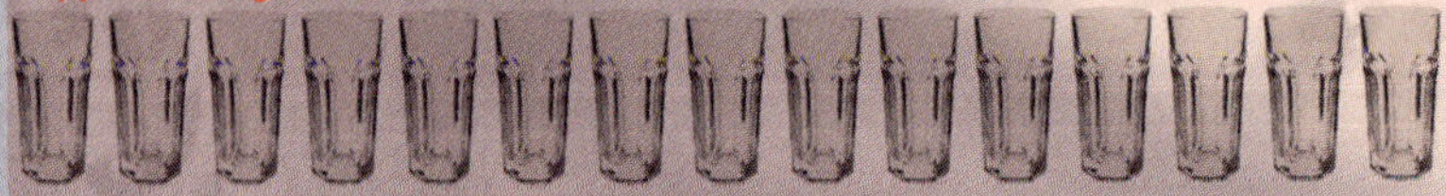

Weiterhin habe ich noch **kalorienhaltige Getränke** (Limonade, Säfte, Schorlen et cetera) zu mir genommen.

Gesamtmenge (Liter) an **kalorienhaltigen** Getränken: ___,___ Liter

Meine Tagesbewertung.

Das habe ich heute gut gemacht: ______

Das muss ich morgen besser machen: ______

LOGI-WOCHE 5. ERNÄHRUNGSTAGEBUCH.

5. Woche. Halbzeit!

Wiegen Sie sich heute Morgen direkt nach dem Aufstehen. Um Messfehler zu vermeiden, sollten Sie sich immer auf dieselbe Waage stellen. Tragen Sie Ihr Gewicht in die Gewichtskurve auf Seite 13 ein. Messen Sie dann Ihren Taillenumfang und tragen Sie den Wert in die Tabelle »Entwicklung von BMI und Taillenumfang« auf Seite 7 ein.

Faktoren, die Ihr Gewicht beeinflussen.

Bestimmte Medikamente können Ihren Energieverbrauch senken oder Ihren Appetit steigern!

Beispielsweise leiden Übergewichtige häufig an Bluthochdruck, wodurch viele einen Betablocker einnehmen müssen. Betablocker können bei vielen Menschen zu einer Gewichtszunahme führen, weil dieses Medikament den Stoffwechsel um circa zehn Prozent drosselt. Aber auch die Einnahme von Hormonen, Antidiabetika oder Antidepressiva können sich negativ auf den Stoffwechsel auswirken.

TIPP TIPP

Bleiben Sie am Ball. Mit LOGI verlieren Sie schonend Ihre Pfunde, das wird Ihren Blutdruck senken und Ihre Laune anheben. Effekte des Ausdauertrainings: Es senkt Ihren Blutdruck und hilft bei der Produktion von Glückshormonen.

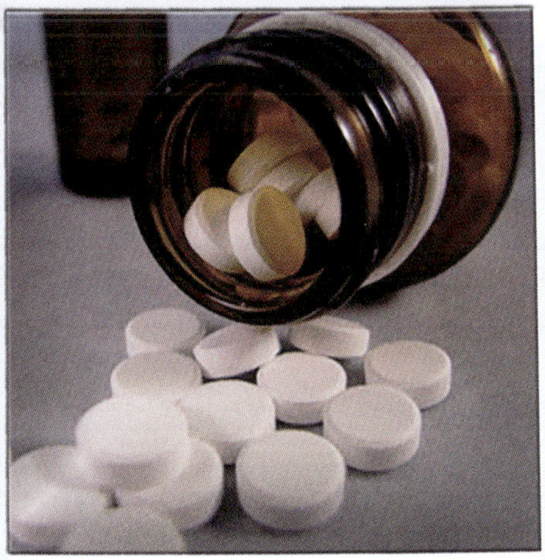

DIENSTAG.

Datum: ____________

Mein Ernährungsprotokoll.

Mahlzeit:	Uhrzeit:	Menge:	Ich habe gegessen:	Warum habe ich gegessen:
Frühstück				
Mittagessen				
Abendessen				
Snacks				

Mein Trinkcheck (kreuzen Sie an, wie viel Sie getrunken haben. Ein Glas steht für 200 Milliliter.)

Tipp: hiervon 1,5–2,0 Liter

So viele **kalorienfreie Getränke** habe ich heute getrunken (zum Beispiel Wasser, Tee et cetera).

Gesamtmenge (Liter) an **kalorienfreien** Getränken: ___,___ Liter

Tipp: Je weniger, desto besser!

Weiterhin habe ich noch **kalorienhaltige Getränke** (Limonade, Säfte, Schorlen et cetera) zu mir genommen.

Gesamtmenge (Liter) an **kalorienhaltigen** Getränken: ___,___ Liter

Meine Tagesbewertung.

Das habe ich heute gut gemacht: ____________

Das muss ich morgen besser machen: ____________

Ballaststoffe machen satt und helfen beim Abnehmen!

- Sie erhöhen aufgrund ihrer Quellfähigkeit das Nahrungsvolumen und führen zu einer besseren Magenfüllung. Der Mechanismus ist vergleichbar mit einem Schwamm. Legt man diesen in ein Wasserglas, saugt er sehr schnell die Flüssigkeit auf. Das Volumen des Schwammes verdoppelt sich, und das Glas ist dann richtig ausgefüllt. Das passiert auch bei Ballaststoffen. Ein voller Magen gibt somit länger Ruhe.
- Sie bremsen Heißhungerattacken aus, indem sie Blutzuckerschwankungen verhindern.
- Sie sind in der Regel in Lebensmittel enthalten, die man gut kauen muss (Hülsenfrüchte, Gemüse, Nüsse). Dadurch verlangsamen sie die Essgeschwindigkeit und die damit aufgenommene Nahrungsmenge.
- Eine ballaststoffreiche Ernährung kann die Kalorienaufnahme um fünf bis zehn Prozent senken.

Für eine bessere und lang anhaltende Sättigung empfehlen wir 30 Gramm Ballaststoffe pro Tag.

Zum Beispiel so:

- **Morgens:** 200 g Quark mit 1 Apfel und 25 g Nüsse.
- **Mittags:** Gemüseauflauf mit 250 g Broccoli.
- **Dessert:** Beerenmilch mit 250 g Erdbeeren.
- **Abendessen:** gemischter Salat aus 50 g Kopfsalat, 1 Zwiebel, 2 Tomaten, 1 Paprika, 25 g Kürbiskerne, dazu Putenfleisch und ein leckeres Essig-Öl-Dressing.

Auf Seite 99 finden Sie eine Tabelle mit Lebensmitteln und ihrem Ballaststoffgehalt.

MITTWOCH.

Datum: ______________

Mein Ernährungsprotokoll.

Mahlzeit:	Uhrzeit:	Menge:	Ich habe gegessen:	Warum habe ich gegessen:
Frühstück				
Mittagessen				
Abendessen				
Snacks				

Mein Trinkcheck (kreuzen Sie an, wie viel Sie getrunken haben. Ein Glas steht für 200 Milliliter.)

Tipp: hiervon 1,5–2,0 Liter

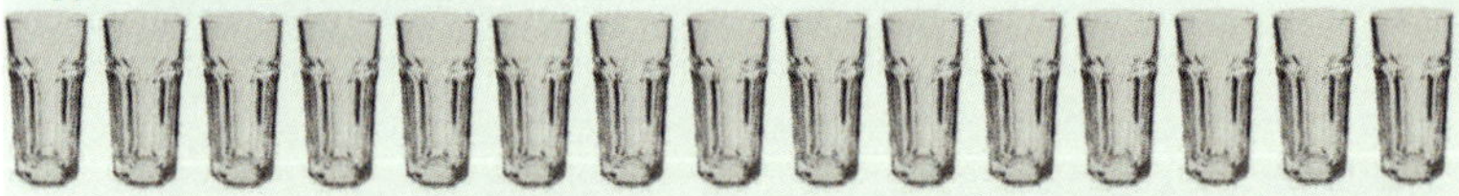

So viele **kalorienfreie Getränke** habe ich heute getrunken (zum Beispiel Wasser, Tee et cetera).

Gesamtmenge (Liter) an **kalorienfreien** Getränken: ___,___ Liter

Tipp: Je weniger, desto besser!

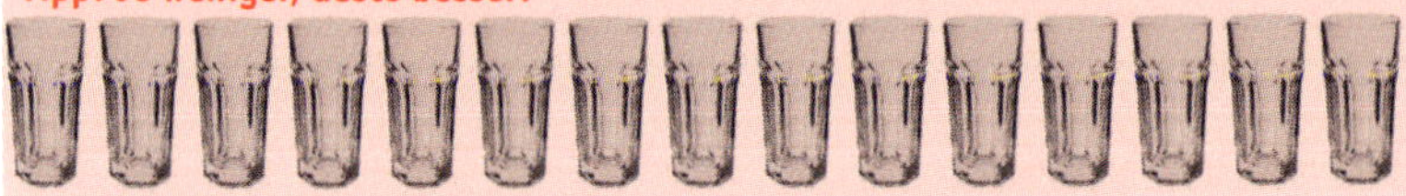

Weiterhin habe ich noch **kalorienhaltige Getränke** (Limonade, Säfte, Schorlen et cetera) zu mir genommen.

Gesamtmenge (Liter) an **kalorienhaltigen** Getränken: ___,___ Liter

Meine Tagesbewertung.

Das habe ich heute gut gemacht:	
Das muss ich morgen besser machen:	

Ran ans Fett mit Ananas!

Wie oft haben Sie schon gelesen, dass Ananas beim Abnehmen hilft? Hierfür wird das Enzym Bromelain verantwortlich gemacht – es soll angeblich das Fett verbrennen. Leider ein Ammenmärchen. Das Enzym Bromelain hat mit Fettverbrennung gar nichts am Hut. Es ist im Eiweißstoffwechsel aktiv und verbessert die Verwertung von Nahrungseiweiß. Außerdem wirkt es entzündungshemmend und besitzt die Fähigkeit, Fleisch zart zu machen.

Als normale Portionsgröße (150 Gramm) ist die Ananas aber täglich im Speiseplan willkommen, da sie viel Wasser und Vitamine liefert. In großen Mengen wiederum zum Beispiel in Form einer Ananasdiät oder Ananasentschlackungstagen ist sie mit Vorsicht zu genießen, da sie reichlich Fruchtzucker liefert und dieser wiederum stark fettbildend ist und kaum sättigt.

Damit der Fettverbrennung nichts im Wege steht, sollten Sie folgende Fatburner-Hemmer meiden:

- **Fett-Zucker-Kombinationen:** Brot mit Käse oder fettiger Wurst, Nudeln in Käse-Sahne-Sauce, Schweinebraten mit Knödeln, Torte, Schokolade sowie Kräcker enthalten viele Kalorien und ein kleines Nahrungsvolumen.
- **Crash-Diäten:** verursachen Heißhungerattacken und fördern den Jo-Jo-Effekt.
- **Regelmäßige lange Fernsehabende:** verursachen Bewegungsarmut.
- **Stress:** Der Körper versucht, seine Reserven gegen die »Gefahr« zu schützen.
- **Hochprozentiges:** wenige Nährstoffe und viele Kalorien.
- **Essen direkt nach dem Sport:** Der Körper will die Fettdepots plündern, aber durch die direkte Nahrungsaufnahme wird die Fettverbrennung gehemmt.
- **Kälte:** »Wer friert, der verbrennt«, so der Volksmund. Das stimmt nur teilweise. Wer sich zum Beispiel morgens einem kurzen Kälteschock unter der Dusche unterzieht, erhöht seinen Adrenalinspiegel, und Adrenalin wiederum verbrennt Fett. Beim längeren Frieren dagegen hütet der Körper seine Fettreserven, um gegen die Kälte gut gepolstert zu sein.

DONNERSTAG.

Datum: ____________

Mein Ernährungsprotokoll.

Mahlzeit:	Uhrzeit:	Menge:	Ich habe gegessen:	Warum habe ich gegessen:
Frühstück				
Mittagessen				
Abendessen				
Snacks				

Mein Trinkcheck (kreuzen Sie an, wie viel Sie getrunken haben. Ein Glas steht für 200 Milliliter.)

Tipp: hiervon 1,5–2,0 Liter

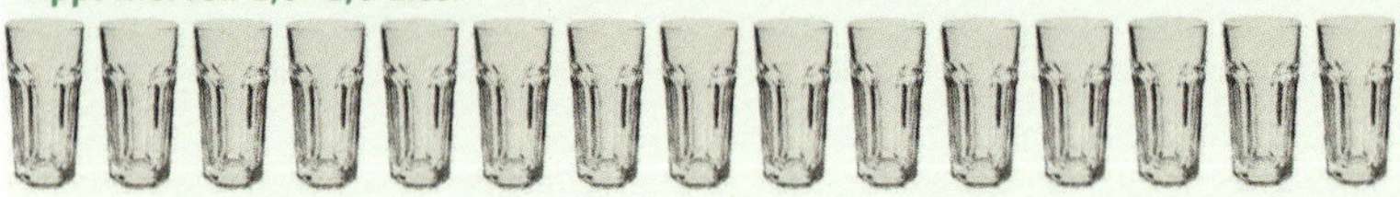

So viele **kalorienfreie Getränke** habe ich heute getrunken (zum Beispiel Wasser, Tee et cetera).

Gesamtmenge (Liter) an **kalorienfreien** Getränken: ___,___ Liter

Tipp: Je weniger, desto besser!

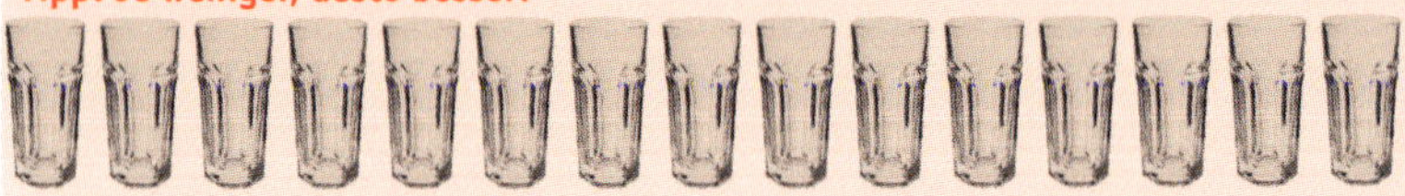

Weiterhin habe ich noch **kalorienhaltige Getränke** (Limonade, Säfte, Schorlen et cetera) zu mir genommen.

Gesamtmenge (Liter) an **kalorienhaltigen** Getränken: ___,___ Liter

Meine Tagesbewertung.

Das habe ich heute gut gemacht: ____________

Das muss ich morgen besser machen: ____________

Es geht Ihnen nicht schnell genug?

Anfangs läuft es wie geschmiert, die Pfunde purzeln und die Motivation ist riesig. Doch die Erfahrung zeigt, dass die Pfunde nach fünf bis sechs Wochen nicht mehr so schnell purzeln wie am Anfang. Das ist normal. In den ersten zwei Wochen ist der Gewichtsverlust am höchsten, weil neben einem geringen Fettanteil vor allem Wasser ausgeschwemmt wird. Und je höher das Ausgangsgewicht, desto höher dieser Effekt. Fettgewebe ist ein sehr träges Organ, und der Körper braucht etwas Zeit, um seine Reserven freizugeben.

Deuten Sie es positiv, wenn der Zeiger auf der Waage langsamer in die gewünschte Richtung zeigt. Dann wissen Sie, dass der Körper jetzt abbaut, was weg soll – das Körperfett!

Schnelle Gewichtsabnahmen sind ungesund!

Experten raten von schnellen Gewichtsabnahmen eher ab. Wenn Sie also gesund Gewicht reduzieren wollen, sind ein bis zwei Kilo pro Monat völlig ausreichend. Machen Sie sich bewusst, wie lange Sie gebraucht haben, um Ihr jetziges Gewicht zu erreichen. Es ist bestimmt nicht von heute auf morgen angestiegen, sondern hat sich möglicherweise schleppend über Jahre nach oben gependelt. Erwarten Sie nicht von Ihrem Körper, alles, was Sie zum Beispiel innerhalb von zehn Jahren zugenommen haben, in zehn Tagen wieder zu verlieren.

Beantworten Sie sich folgende Fragen:

Wann habe ich im Erwachsenenalter das niedrigste Gewicht gehabt?

Wie lange hat es gedauert, bis ich mein heutiges Gewicht erreicht habe?

Welche Umstände haben zu dieser Gewichtszunahme geführt?

Welche realistischen Ziele leite ich für meine jetzige Gewichtsabnahme daraus ab?

FREITAG.

Datum: ______________

Mein Ernährungsprotokoll.

Mahlzeit:	Uhrzeit:	Menge:	Ich habe gegessen:	Warum habe ich gegessen:
Frühstück				
Mittagessen				
Abendessen				
Snacks				

Mein Trinkcheck (kreuzen Sie an, wie viel Sie getrunken haben. Ein Glas steht für 200 Milliliter.)

Tipp: hiervon 1,5–2,0 Liter

So viele **kalorienfreie Getränke** habe ich heute getrunken (zum Beispiel Wasser, Tee et cetera).

Gesamtmenge (Liter) an **kalorienfreien** Getränken: ___,___ Liter

Tipp: Je weniger, desto besser!

Weiterhin habe ich noch **kalorienhaltige Getränke** (Limonade, Säfte, Schorlen et cetera) zu mir genommen.

Gesamtmenge (Liter) an **kalorienhaltigen** Getränken: ___,___ Liter

Meine Tagesbewertung.

Das habe ich heute gut gemacht:

Das muss ich morgen besser machen:

LOGI-WOCHE 5. ERNÄHRUNGSTAGEBUCH.

Ballaststoffe gehören immer dazu!

Für eine optimale Sättigung kombinieren Sie zu jeder Mahlzeit neben Eiweiß ein ballaststoffreiches Lebensmittel. Versuchen Sie, mindestens 30 Gramm Ballaststoffe pro Tag zu essen.

Lebensmittel	Ballaststoffgehalt
Gemüse	
· 200 g Blattspinat	5 g
· 200 g Broccoli	6 g
· 200 g Karotten	8 g
· 200 g Paprika	7 g
· 200 g Rosenkohl	9 g
· 200 g Salat	2 g
· 200 g Tomaten	2 g
Pilze	
· 200 g Champignons	4 g
· 200 g Pfifferlinge	11 g
· 200 g Steinpilze	14 g
Obst	
· 150 g Apfel	3 g
· 150 g Apfelsine	3 g
· 150 g Banane	3 g
· 150 g Erdbeeren	4 g
· 150 g Himbeeren	10 g
Hülsenfrüchte	
· 200 g Erbsen (gekocht)	10 g
· 200 g grüne Bohnen (gekocht)	6 g
· 200 g Linsen (gekocht)	21 g
Nüsse	
· 20 g Erdnüsse	2 g
· 20 g Mandeln	3 g
· 20 g Walnüsse	1 g
Getreide	
· 1 Scheibe Vollkornbrot	4 g
· 50 g Haferflocken	3 g

SAMSTAG.

Datum: ____________

Mein Ernährungsprotokoll.

Mahlzeit:	Uhrzeit:	Menge:	Ich habe gegessen:	Warum habe ich gegessen:
Frühstück				
Mittagessen				
Abendessen				
Snacks				

Mein Trinkcheck (kreuzen Sie an, wie viel Sie getrunken haben. Ein Glas steht für 200 Milliliter.)

Tipp: hiervon 1,5–2,0 Liter

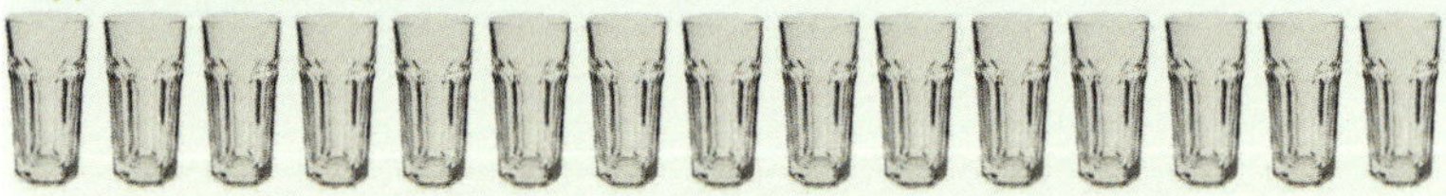

So viele **kalorienfreie Getränke** habe ich heute getrunken (zum Beispiel Wasser, Tee et cetera).

Gesamtmenge (Liter) an **kalorienfreien** Getränken: ___,___ Liter

Tipp: Je weniger, desto besser!

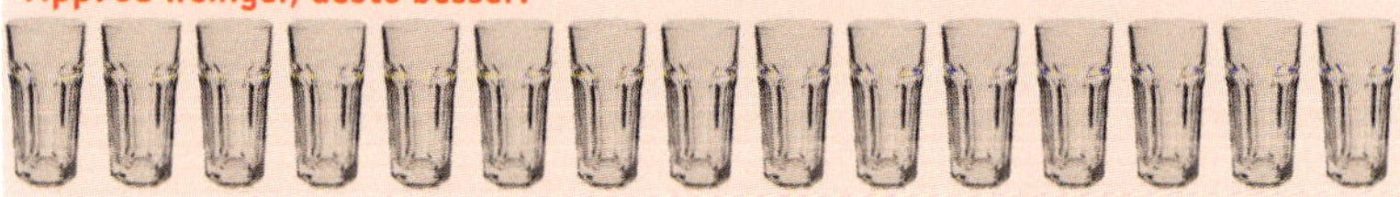

Weiterhin habe ich noch **kalorienhaltige Getränke** (Limonade, Säfte, Schorlen et cetera) zu mir genommen.

Gesamtmenge (Liter) an **kalorienhaltigen** Getränken: ___,___ Liter

Meine Tagesbewertung.

Das habe ich heute gut gemacht: ____________

Das muss ich morgen besser machen: ____________

In der Ruhe liegt die Kraft.

Für stramme Waden und eine gute Blutzirkulation in den Beinen: Stellen Sie sich während des Telefonierens, Bügelns et cetera auf die Zehenspitzen und rollen Sie die Füße langsam wieder ab, bis Sie fest auf dem Boden stehen. Wiederholen Sie die Übung mehrmals. Für Fortgeschrittene: Die Fersen dürfen den Boden nicht berühren, das heißt kurz vor Bodenkontakt gehen Sie wieder auf die Zehenspitzen.

Bewegungscheckliste Woche 5:

Bewegungseinheit	Mo	Di	Mi	Do	Fr	Sa	So
Spazieren gehen	☐☐ ☐☐	☐☐ ☐☐	☐☐ ☐☐	☐☐ ☐☐	☐☐ ☐☐	☐☐ ☐☐	☐☐ ☐☐
Ausdauersport, zum Beispiel Walken, Laufen, Radfahren, Schwimmen	☐☐ ☐☐	☐☐ ☐☐	☐☐ ☐☐	☐☐ ☐☐	☐☐ ☐☐	☐☐ ☐☐	☐☐ ☐☐
Kraftsport, zum Beispiel im Fitnessstudio, Tempotraining	☐☐ ☐☐	☐☐ ☐☐	☐☐ ☐☐	☐☐ ☐☐	☐☐ ☐☐	☐☐ ☐☐	☐☐ ☐☐
Spielsport, zum Beispiel Fußball, Handball, Squash	☐☐ ☐☐	☐☐ ☐☐	☐☐ ☐☐	☐☐ ☐☐	☐☐ ☐☐	☐☐ ☐☐	☐☐ ☐☐
Kräftigungsübungen, zum Beispiel Pilates, Gymnastik	☐☐ ☐☐	☐☐ ☐☐	☐☐ ☐☐	☐☐ ☐☐	☐☐ ☐☐	☐☐ ☐☐	☐☐ ☐☐
Sonstiges, zum Beispiel Gartenarbeit	☐☐ ☐☐	☐☐ ☐☐	☐☐ ☐☐	☐☐ ☐☐	☐☐ ☐☐	☐☐ ☐☐	☐☐ ☐☐

Bitte machen Sie pro Bewegungseinheit von 30 Minuten ein Kreuz in einem der entsprechenden Kästchen.
Ein Kästchen = 30 Minuten Bewegungseinheit. 4 Kästchen = 4 x 30 Minuten Bewegungseinheit.
Empfehlung: In einer Woche sollten Sie mindestens vier Kreuze geschafft haben. Achten Sie bitte darauf, dass Sie Abwechslung in die Bewegungsarten (mal Ausdauer, mal Kräftigungsübungen) bringen.

Ein paar Tipps für Kräftigungsübungen:

- Kräftigungsübungen langsam und genau ausführen.
- Niemals mit Schwung arbeiten.
- Spannungsübungen mindestens sechs Sekunden halten.
- Von leichten zu schweren Übungen wechseln.
- Mindestens zweimal in der Woche durchführen.
- Acht bis zwölf Wiederholungen je Übung.

SONNTAG.

Datum: ____________

Mein Ernährungsprotokoll.

Mahlzeit:	Uhrzeit:	Menge:	Ich habe gegessen:	Warum habe ich gegessen:
Frühstück				
Mittagessen				
Abendessen				
Snacks				

Mein Trinkcheck (kreuzen Sie an, wie viel Sie getrunken haben. Ein Glas steht für 200 Milliliter.)

Tipp: hiervon 1,5–2,0 Liter

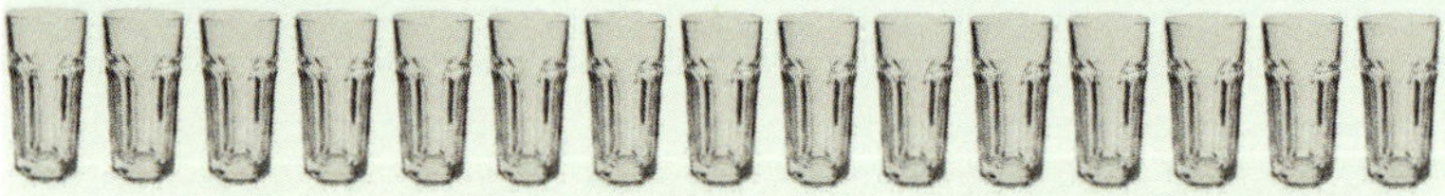

So viele **kalorienfreie Getränke** habe ich heute getrunken (zum Beispiel Wasser, Tee et cetera).

Gesamtmenge (Liter) an **kalorienfreien** Getränken: ___,___ Liter

Tipp: Je weniger, desto besser!

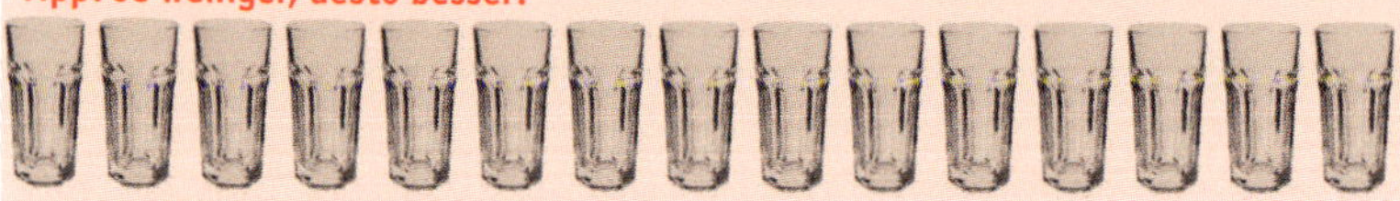

Weiterhin habe ich noch **kalorienhaltige Getränke** (Limonade, Säfte, Schorlen et cetera) zu mir genommen.

Gesamtmenge (Liter) an **kalorienhaltigen** Getränken: ___,___ Liter

Meine Tagesbewertung.

Das habe ich heute gut gemacht:	
Das muss ich morgen besser machen:	

LOGI-WOCHE 5.
ERNÄHRUNGSTAGEBUCH.

BELOHNUNGSTAG.

Mein Belohnungstipp: LOGI an sich ist für mich jeden Tag eine Belohnung.

»Wer schon einmal eine fettarme Diät gemacht hat, weiß, wie geschmacklos ein solches Essen sein kann. Mit LOGI ist das anders. Ich erfreue mich jeden Tag daran, dass ich mit LOGI so schmackhaft essen darf – ohne ein schlechtes Gewissen zu haben. Ich koche gerne, bin dank LOGI noch kreativer und zaubere mir möglichst oft neue tolle LOGI-sche Gerichte. Häufig mache ich sogar noch Fotos davon und setze sie ins LOGI-Forum, um anderen LOGI-Fans und neugierigen Forenbesuchern zu zeigen, wie vielfältig und anregend LOGI ist.«

Eva Herkner aus Wien hat mit LOGI 14 Kilo abgenommen.

Besonders stolz bin ich, weil ich in dieser Woche Folgendes geschafft habe:

(Schreiben Sie hier auf, was Sie besonders gut gemacht haben. Zum Beispiel: »Ich habe es in dieser Woche geschafft, zwei Liter kalorienfreie Getränke pro Tag zu trinken« oder »Ich habe es in dieser Woche geschafft, jeden Tag Obst zu essen«.)

Dafür belohne ich mich mit:

(Was macht Ihnen Freude? Shoppen, ein Kino-, Konzert- oder Theaterbesuch, ein spannendes neues Buch, Massage oder Kosmetikbehandlung? Gönnen Sie es sich!)

MONTAG.

Datum: ____________

Mein Ernährungsprotokoll.

Mahlzeit:	Uhrzeit:	Menge:	Ich habe gegessen:	Warum habe ich gegessen:
Frühstück				
Mittagessen				
Abendessen				
Snacks				

Mein Trinkcheck (kreuzen Sie an, wie viel Sie getrunken haben. Ein Glas steht für 200 Milliliter.)

Tipp: hiervon 1,5–2,0 Liter

So viele **kalorienfreie Getränke** habe ich heute getrunken (zum Beispiel Wasser, Tee et cetera).

Gesamtmenge (Liter) an **kalorienfreien** Getränken: ___,___ Liter

Tipp: Je weniger, desto besser!

Weiterhin habe ich noch **kalorienhaltige Getränke** (Limonade, Säfte, Schorlen et cetera) zu mir genommen.

Gesamtmenge (Liter) an **kalorienhaltigen** Getränken: ___,___ Liter

Meine Tagesbewertung.

Das habe ich heute gut gemacht: ____________

Das muss ich morgen besser machen: ____________

LOGI-WOCHE 6.
ERNÄHRUNGSTAGEBUCH.

6. Woche. Jetzt geht es an die Fettreserven!

Wiegen Sie sich heute Morgen direkt nach dem Aufstehen. Um Messfehler zu vermeiden, sollten Sie sich immer auf dieselbe Waage stellen. Tragen Sie Ihr Gewicht in die Gewichtskurve auf Seite 13 ein. Messen Sie dann Ihren Taillenumfang und tragen Sie den Wert in die Tabelle »Entwicklung von BMI und Taillenumfang« auf Seite 7 ein.

Faktoren, die Ihr Gewicht beeinflussen.

Weniger Taille durch Wechseljahre.

Hatten Sie früher eine schöne schlanke Taille und wundern sich, dass diese plötzlich durch einen Rettungsring verschwunden ist? Dafür gibt es eine ganz einfache Erklärung.

In den Wechseljahren verändert sich der Hormonstoffwechsel. Es wird mehr Testosteron, ein männliches Geschlechtshormon gebildet. Dieses ist dafür verantwortlich, dass mehr Fett in der Bauchregion eingelagert wird.

TIPP *Besonders in den Wechseljahren ist es wichtig, auf eine gesunde Ernährung zu achten, die reich an Eiweiß ist. Mit LOGI sind Sie auf der sicheren Seite.*

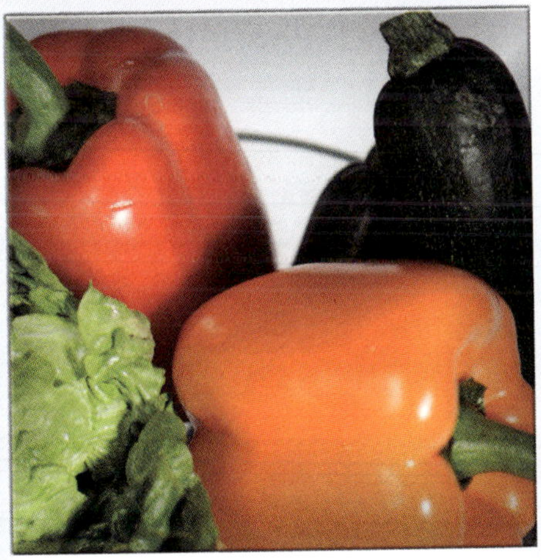

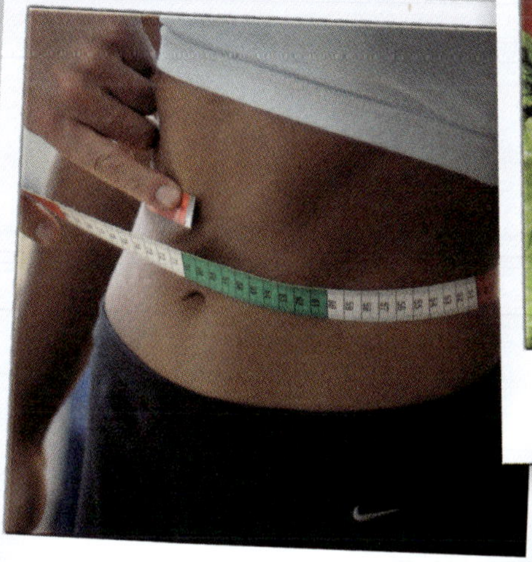

DIENSTAG.

Datum: ______________

Mein Ernährungsprotokoll.

Mahlzeit:	Uhrzeit:	Menge:	Ich habe gegessen:	Warum habe ich gegessen:
Frühstück				
Mittagessen				
Abendessen				
Snacks				

Mein Trinkcheck (kreuzen Sie an, wie viel Sie getrunken haben. Ein Glas steht für 200 Milliliter.)

Tipp: hiervon 1,5–2,0 Liter

So viele **kalorienfreie Getränke** habe ich heute getrunken (zum Beispiel Wasser, Tee et cetera).

Gesamtmenge (Liter) an **kalorienfreien** Getränken: ___,___ Liter

Tipp: Je weniger, desto besser!

Weiterhin habe ich noch **kalorienhaltige Getränke** (Limonade, Säfte, Schorlen et cetera) zu mir genommen.

Gesamtmenge (Liter) an **kalorienhaltigen** Getränken: ___,___ Liter

Meine Tagesbewertung.

Das habe ich heute gut gemacht: ______________

Das muss ich morgen besser machen: ______________

Schauen Sie genauer hin!

Achten Sie auf das Etikett, denn Zucker kann sich hinter verschiedenen Begriffen verstecken, wie Glukose, Dextrose, Fruktose, Maltose, Glukosesirup, modifizierte Stärke und Weizenstärke. Diese Stoffe sind nichts anders als Zucker – sie landen nach dem Verzehr früher oder später alle im Blut und locken bis auf Fruktose das dick machende Hormon Insulin.

Auf diese versteckten Zuckerbomben sollten Sie in Zukunft achten:

- Fruchtjoghurts: Lassen Sie sich nicht von Aufschriften wie »Ohne Fett« oder »Light« oder »Diät« irritieren. Meistens ist dafür eine Menge Zucker drin!
- Milchgetränke mit Geschmack
- Wasser mit Geschmack oder Wellnesswasser
- gezuckerte Getränke
- Smoothies
- Götterspeise
- Müslis und Müsliriegel
- Diatprodukte – hier wird oft Fruchtzucker zugesetzt
- Fertigprodukte, zum Beispiel Tütensuppen
- Ketchup
- Saucen: Süß-saure Saucen, Salatsaucen, fertige Tomatensaucen
- Gemüse aus der Konserve
- Dosenobst

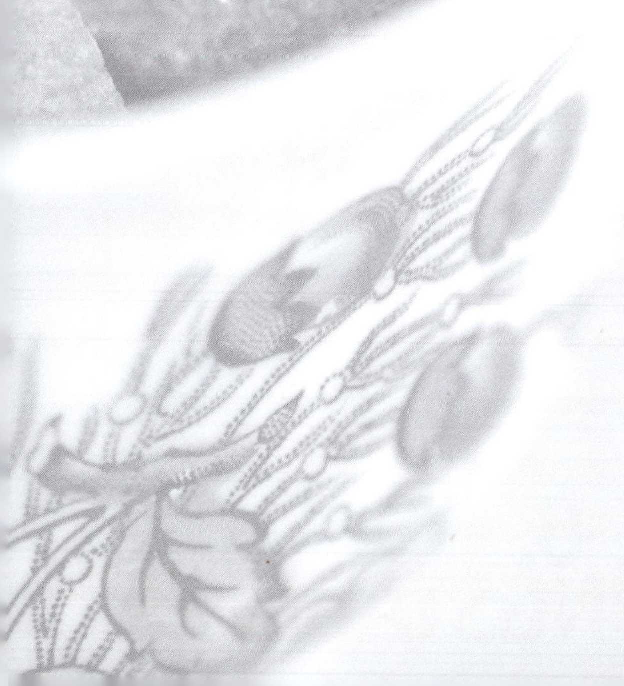

MITTWOCH.

Datum: ______________________

Mein Ernährungsprotokoll.

Mahlzeit:	Uhrzeit:	Menge:	Ich habe gegessen:	Warum habe ich gegessen:
Frühstück				
Mittagessen				
Abendessen				
Snacks				

Mein Trinkcheck (kreuzen Sie an, wie viel Sie getrunken haben. Ein Glas steht für 200 Milliliter.)

Tipp: hiervon 1,5–2,0 Liter

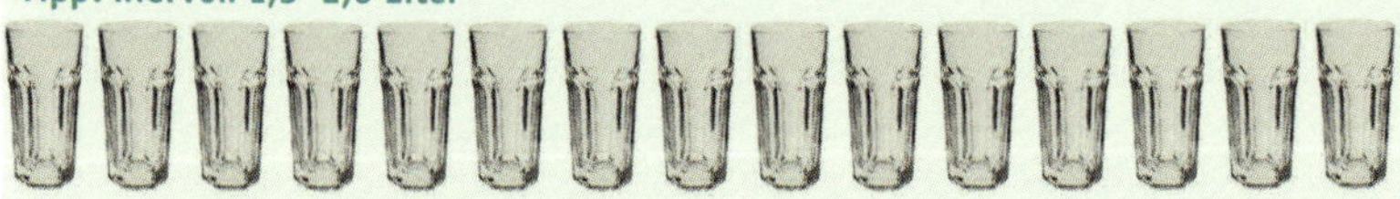

So viele **kalorienfreie Getränke** habe ich heute getrunken (zum Beispiel Wasser, Tee et cetera).

Gesamtmenge (Liter) an **kalorienfreien** Getränken: ___,___ Liter

Tipp: Je weniger, desto besser!

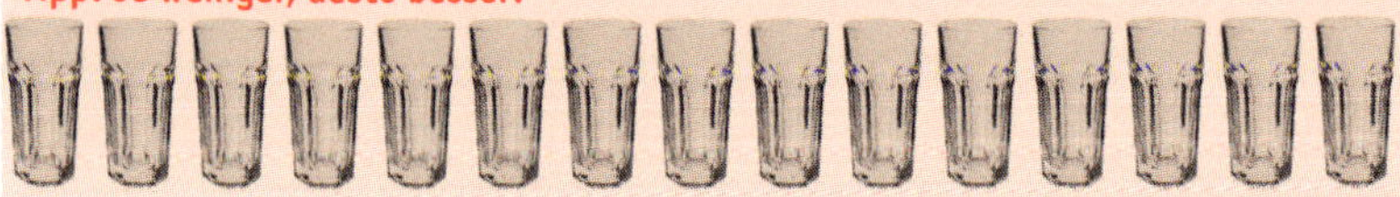

Weiterhin habe ich noch **kalorienhaltige Getränke** (Limonade, Säfte, Schorlen et cetera) zu mir genommen.

Gesamtmenge (Liter) an **kalorienhaltigen** Getränken: ___,___ Liter

Meine Tagesbewertung.

Das habe ich heute gut gemacht: ______________________

Das muss ich morgen besser machen: ______________________

Zucker macht glücklich!

Haben Sie auch schon mal zur Schokolade gegriffen, wenn Sie Frust geschoben haben? Warum? Waren Sie danach wirklich glücklicher? Zwar wird nach dem Verzehr von Schokolade vermehrt von der Aminosäure Tryptophan das Gehirn erreichen, wo dann das Glückshormon Serotonin gebildet wird. Das führt zu einer gewissen kurzzeitigen Befriedigung, aber wirklich glücklich wird man davon auf Dauer nicht. Im Gegenteil: Wer Schokolade isst, um glücklich zu werden, wird sehr schnell unglücklich beim Gang auf die Waage.

Versuchen Sie, Stress oder Frust nicht durch Schokolade zu besiegen – auf Dauer hilft Zucker weder Ihrem Glück noch Ihrer Gesundheit auf die Sprünge.

So bauen Sie beim Abnehmen Stress ab:

- Entspannen Sie sich täglich mindestens zehn Minuten: ziehen Sie sich zurück, hören Sie Musik, legen Sie sich in die Wanne, legen Sie die Füße hoch.
- Machen Sie im Freien Sport – tanken Sie Sauerstoff. Damit bekommen Sie den Kopf frei. Sport baut Stresshormone ab und Glückshormone haben freie Bahn.
- Gehen Sie in die Sonne – das sorgt für einen hohen Serotoninspiegel und hilft dem Körper, Vitamin D zu speichern. Beides hilft gegen Frust.
- Befreien Sie sich von Verpflichtungen – Sie müssen es nicht immer allen Recht machen. Denken Sie auch mal an sich.
- Jeden Tag eine gute Tat – dieses Motto wird Ihr Glückgefühl nach oben treiben. Verschenken Sie heute alte Klamotten an Bedürftige, helfen Sie morgen der »Tafel«, Essen zu verteilen oder schenken Sie Ihren Mitmenschen einfach ein schönes Lächeln.
- Lernen Sie zu genießen – beim Essen und sonstigen Aktivitäten – dadurch nehmen Sie das Tempo im Alltag raus.
- Meiden Sie den Kontrollwahn – steigen Sie nicht täglich auf die Waage.
- Schlafen Sie ausreichend – Schlafmangel ist Gift für die Figur.
- Gönnen Sie sich und Ihrer Seele etwas Gutes wie Massage, Sauna oder Yoga.
- Planen Sie Ihre Woche – dadurch können Sie Zeitfresser ausschalten und mehr Zeit für sich gewinnen.
- Sehen Sie weniger fern – das treibt dick machende Stresshormone in die Höhe. Lesen Sie lieber ein gutes Buch.

DONNERSTAG.

Datum: ____________

Mein Ernährungsprotokoll.

Mahlzeit:	Uhrzeit:	Menge:	Ich habe gegessen:	Warum habe ich gegessen:
Frühstück				
Mittagessen				
Abendessen				
Snacks				

Mein Trinkcheck (kreuzen Sie an, wie viel Sie getrunken haben. Ein Glas steht für 200 Milliliter.)

Tipp: hiervon 1,5–2,0 Liter

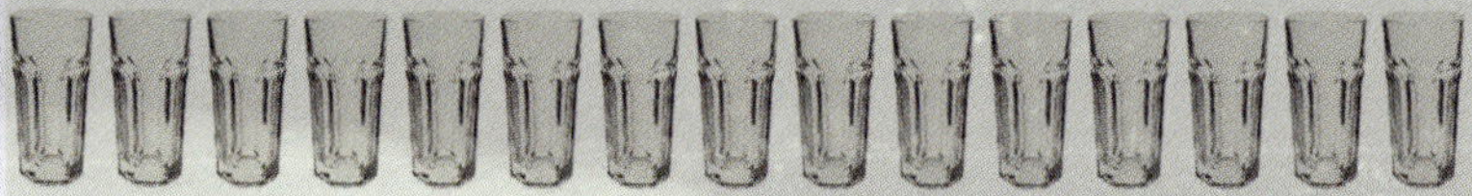

So viele **kalorienfreie Getränke** habe ich heute getrunken (zum Beispiel Wasser, Tee et cetera).

Gesamtmenge (Liter) an **kalorienfreien** Getränken: ___,___ Liter

Tipp: Je weniger, desto besser!

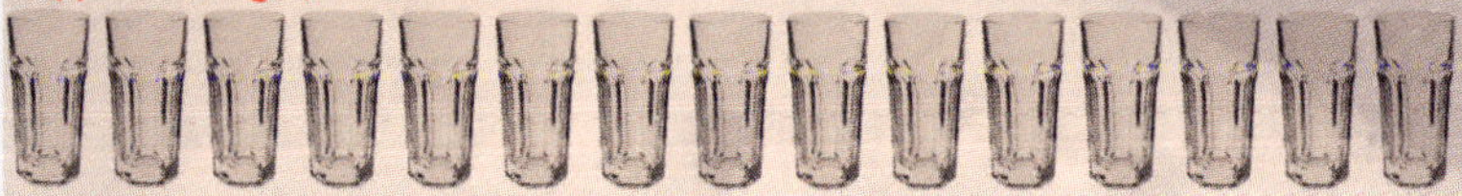

Weiterhin habe ich noch **kalorienhaltige Getränke** (Limonade, Säfte, Schorlen et cetera) zu mir genommen.

Gesamtmenge (Liter) an **kalorienhaltigen** Getränken: ___,___ Liter

Meine Tagesbewertung.

Das habe ich heute gut gemacht: ____________

Das muss ich morgen besser machen: ____________

LOGI-WOCHE 6.
ERNÄHRUNGSTAGEBUCH.

MOTIVATIONSTAG.

Sie müssen nicht auf Ihre »heilige Kuh« verzichten.

Seien Sie nicht zu streng zu sich selbst. Je strikter Sie sich etwas verbieten, desto größer wird Ihr Heißhunger darauf. Lernen Sie besser, kleine »Sünden« bewusst einzubauen und diese auch ohne schlechtes Gewissen zu genießen. Ein Stück Schokolade am Tag ist nicht problematisch. Achten Sie einfach nur auf die Gesamtkohlenhydratmenge pro Tag. Denken Sie daran – die Dosis macht das Gift. Also, was ist ihre »heilige Kuh«? Gönnen Sie sie sich in Maßen und mit Genuss!

Voraussetzungen, um zu genießen.

Lernen Sie zu schmecken! Versuchen Sie auf Fertiggerichte mit Geschmacksverstärker zu verzichten. Verwenden Sie frische Kräuter und genießen deren intensiven Geschmack.

Seien Sie neugierig! Wagen Sie sich einfach mal an neue Gerichte. Nichts gegen Mamas leckeren Schweinebraten, den können Sie sich auch weiter schmecken lassen. Sie sollten trotzdem auch mal Speisen probieren, die Sie noch nicht kennen – Sie werden überrascht sein, welche Leckereien und Gerichte Ihnen bislang entgangen sind.

Nehmen Sie sich Zeit! Sie sind in Gedanken schon bei der nächsten Besprechung und haben nur 20 Minuten Zeit für eine kurze Mittagspause? Dann sollten Sie das mit dem Genießen lieber vertagen. In Eile wird das nichts. Die Sinne brauchen Zeit, um sich zu entfalten. Widmen Sie beim Essen Ihre Aufmerksamkeit gerne dem Fernseher oder der Zeitung? Hören Sie auf damit, nutzen Sie lieber die Zeit, sich nur auf das Essen zu konzentrieren. Sie werden merken, dass alles viel besser und intensiver schmeckt.

Schlemmen Sie! Sie wollen abnehmen und verzichten deshalb auf gutes Essen? Nicht nötig! Genuss hat nämlich nichts mit Völlerei zu tun. Es geht um bewusstes Essen. Und das ist nicht nur erlaubt, sondern beim Abnehmen sogar ein Muss. Wer bewusst genießt, isst langsamer und wird deshalb auch von kleineren Portionen satt.

FREITAG.

Datum: ____________

Mein Ernährungsprotokoll.

Mahlzeit:	Uhrzeit:	Menge:	Ich habe gegessen:	Warum habe ich gegessen:
Frühstück				
Mittagessen				
Abendessen				
Snacks				

Mein Trinkcheck (kreuzen Sie an, wie viel Sie getrunken haben. Ein Glas steht für 200 Milliliter.)

Tipp: hiervon 1,5–2,0 Liter

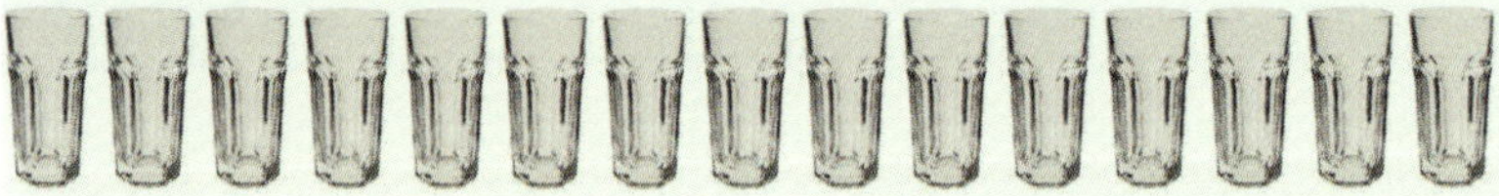

So viele **kalorienfreie Getränke** habe ich heute getrunken (zum Beispiel Wasser, Tee et cetera).

Gesamtmenge (Liter) an **kalorienfreien** Getränken: ___,___ Liter

Tipp: Je weniger, desto besser!

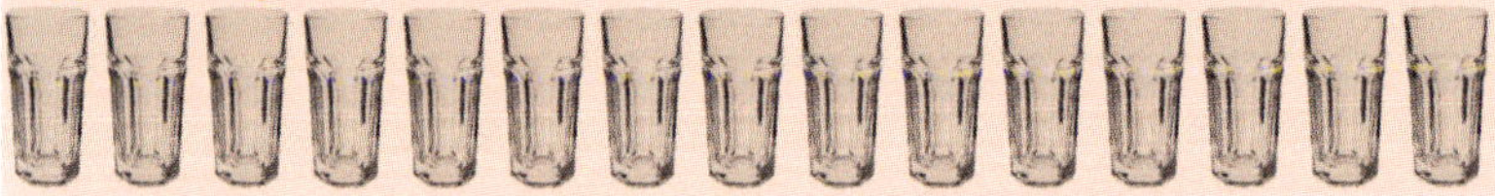

Weiterhin habe ich noch **kalorienhaltige Getränke** (Limonade, Säfte, Schorlen et cetera) zu mir genommen.

Gesamtmenge (Liter) an **kalorienhaltigen** Getränken: ___,___ Liter

Meine Tagesbewertung.

Das habe ich heute gut gemacht:	
Das muss ich morgen besser machen:	

Sie brauchen weniger Süße!

Sie haben sich jetzt sechs Wochen nach LOGI ernährt. Sicherlich haben Sie gemerkt, dass sich Ihr Geschmackssinn ein wenig verändert hat.

Machen Sie den Test: Haben Sie Ihren Kaffee immer mit viel Zucker gesüßt oder gern Sahnetorte gegessen?

Trinken Sie doch mal den Kaffee wieder mit der Zuckermenge von vor sechs Wochen oder essen Sie ein Stück Ihres Lieblingskuchens. Sie werden merken, dass alles plötzlich viel süßer schmeckt. Das liegt daran, dass durch die Kohlenhydratreduktion Ihre Geschmacksschwelle für süß gesunken ist. Das heißt, Sie müssen weniger süßen, um süß zu schmecken.

Tipps für mehr Süße:

- Reduzieren Sie nach und nach sowohl Süßstoffe als auch Zucker. Sie werden nach vier bis sechs Wochen merken, dass Ihr Geschmacksempfinden für süß viel intensiver ist als vorher.
- Mischen Sie in Desserts oder in Joghurt einfach selbst gemachtes Fruchtmus.
- Bringen Sie mehr Geschmack durch Vanillemarkaroma oder Zimt in die Süßspeise.

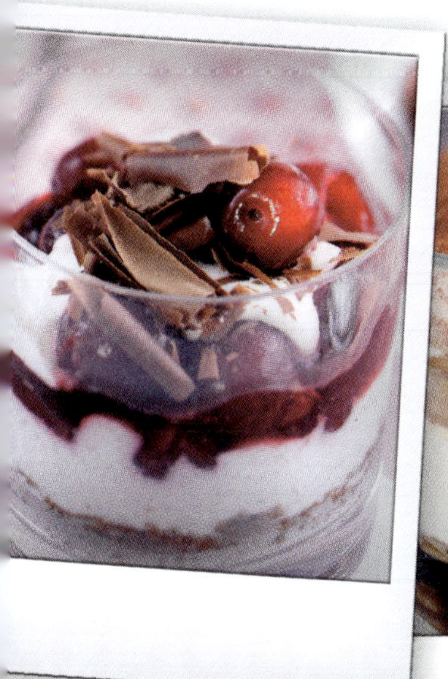

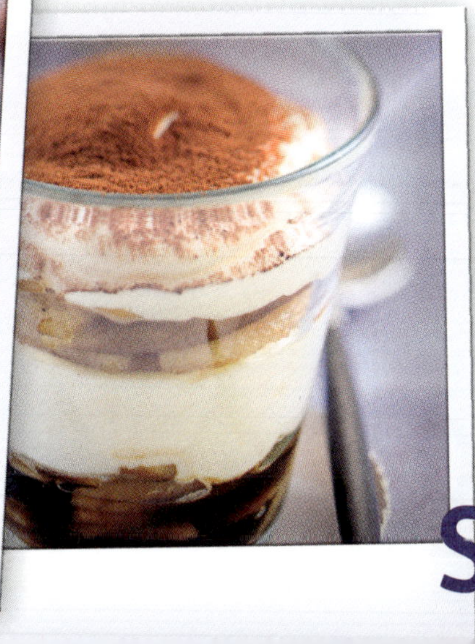

Übrigens: Köstliche Schwarzwälder-Kirsch-Creme und Tiramisu können Sie auch ganz einfach nach LOGI zubereiten!

Diese – und viele weitere Rezepte finden Sie in den großen LOGI-Koch- und Backbüchern.

SAMSTAG.

Datum: ______________________

Mein Ernährungsprotokoll.

Mahlzeit:	Uhrzeit:	Menge:	Ich habe gegessen:	Warum habe ich gegessen:
Frühstück				
Mittagessen				
Abendessen				
Snacks				

Mein Trinkcheck (kreuzen Sie an, wie viel Sie getrunken haben. Ein Glas steht für 200 Milliliter.)

Tipp: hiervon 1,5–2,0 Liter

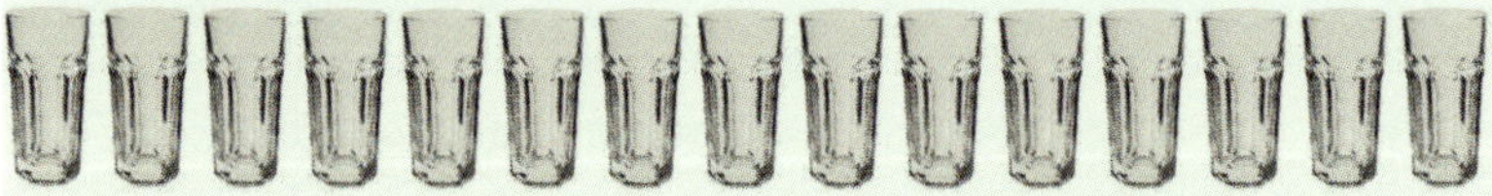

So viele **kalorienfreie Getränke** habe ich heute getrunken (zum Beispiel Wasser, Tee et cetera).

Gesamtmenge (Liter) an **kalorienfreien** Getränken: ___,___ Liter

Tipp: Je weniger, desto besser!

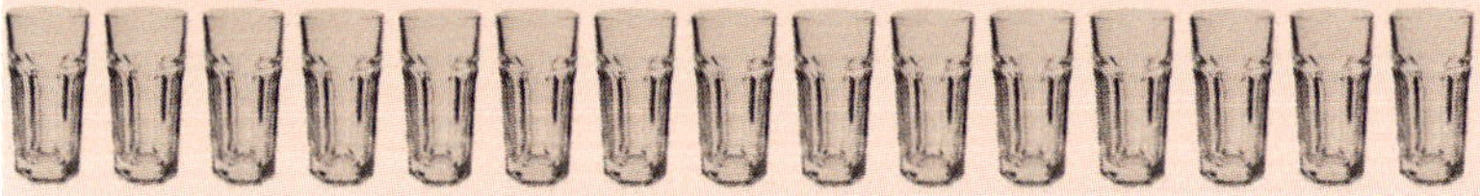

Weiterhin habe ich noch **kalorienhaltige Getränke** (Limonade, Säfte, Schorlen et cetera) zu mir genommen.

Gesamtmenge (Liter) an **kalorienhaltigen** Getränken: ___,___ Liter

Meine Tagesbewertung.

Das habe ich heute gut gemacht:	
Das muss ich morgen besser machen:	

LOGI-WOCHE 6.
ERNÄHRUNGSTAGEBUCH.

Keine Zeit vergeuden!

Sie stehen im Stau, und nichts geht mehr? Ärgern Sie sich nicht, sondern nutzen Sie die Gelegenheit für kleine Kräftigungsübungen.

Lenkraddrücken: Mit dieser Übung kräftigen Sie Ihre Brust-, Schulter- und hintere Oberarmmuskulatur. Umfassen Sie mit beiden Händen das Lenkrad und lassen Sie dabei die Schultern locker. Drücken Sie nun das Lenkrad kräftig zusammen – eine Hand links, die andere rechts. Halten Sie diese Spannung für etwa 30 Sekunden. Anschließend entspannen Sie und wiederholen die Übung mehrmals.

Bewegungscheckliste Woche 6:

Bewegungseinheit	Mo	Di	Mi	Do	Fr	Sa	So
Spazieren gehen	☐☐ ☐☐	☐☐ ☐☐	☐☐ ☐☐	☐☐ ☐☐	☐☐ ☐☐	☐☐ ☐☐	☐☐ ☐☐
Ausdauersport, zum Beispiel Walken, Laufen, Radfahren, Schwimmen	☐☐ ☐☐	☐☐ ☐☐	☐☐ ☐☐	☐☐ ☐☐	☐☐ ☐☐	☐☐ ☐☐	☐☐ ☐☐
Kraftsport, zum Beispiel im Fitnessstudio, Tempotraining	☐☐ ☐☐	☐☐ ☐☐	☐☐ ☐☐	☐☐ ☐☐	☐☐ ☐☐	☐☐ ☐☐	☐☐ ☐☐
Spielsport, zum Beispiel Fußball, Handball, Squash	☐☐ ☐☐	☐☐ ☐☐	☐☐ ☐☐	☐☐ ☐☐	☐☐ ☐☐	☐☐ ☐☐	☐☐ ☐☐
Kräftigungsübungen, zum Beispiel Pilates, Gymnastik	☐☐ ☐☐	☐☐ ☐☐	☐☐ ☐☐	☐☐ ☐☐	☐☐ ☐☐	☐☐ ☐☐	☐☐ ☐☐
Sonstiges, zum Beispiel Gartenarbeit	☐☐ ☐☐	☐☐ ☐☐	☐☐ ☐☐	☐☐ ☐☐	☐☐ ☐☐	☐☐ ☐☐	☐☐ ☐☐

Bitte machen Sie pro Bewegungseinheit von 30 Minuten ein Kreuz in einem der entsprechenden Kästchen.
Ein Kästchen = 30 Minuten Bewegungseinheit. 4 Kästchen = 4 x 30 Minuten Bewegungseinheit.
Empfehlung: In einer Woche sollten Sie mindestens vier Kreuze geschafft haben. Achten Sie bitte darauf, dass Sie Abwechslung in die Bewegungsarten (mal Ausdauer, mal Kräftigungsübungen) bringen.

SONNTAG.

Datum: ____________

Mein Ernährungsprotokoll.

Mahlzeit:	Uhrzeit:	Menge:	Ich habe gegessen:	Warum habe ich gegessen:
Frühstück				
Mittagessen				
Abendessen				
Snacks				

Mein Trinkcheck (kreuzen Sie an, wie viel Sie getrunken haben. Ein Glas steht für 200 Milliliter.)

Tipp: hiervon 1,5–2,0 Liter

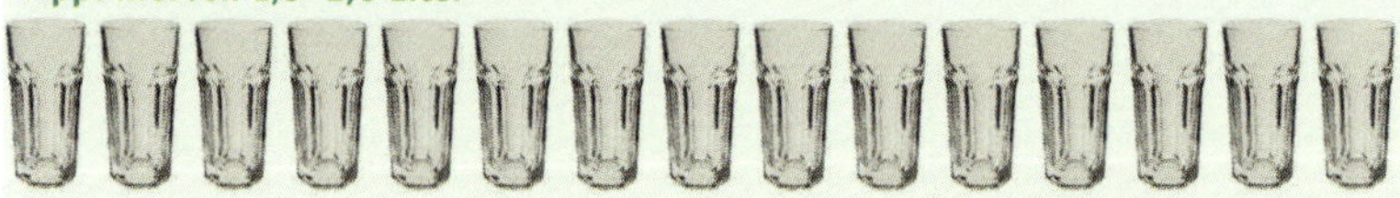

So viele **kalorienfreie Getränke** habe ich heute getrunken (zum Beispiel Wasser, Tee et cetera).

Gesamtmenge (Liter) an **kalorienfreien** Getränken: ___,___ Liter

Tipp: Je weniger, desto besser!

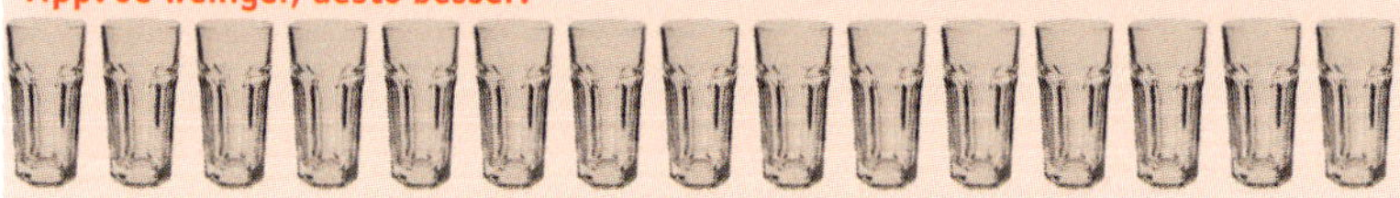

Weiterhin habe ich noch **kalorienhaltige Getränke** (Limonade, Säfte, Schorlen et cetera) zu mir genommen.

Gesamtmenge (Liter) an **kalorienhaltigen** Getränken: ___,___ Liter

Meine Tagesbewertung.

Das habe ich heute gut gemacht: ____________

Das muss ich morgen besser machen: ____________

LOGI-WOCHE 6.
ERNÄHRUNGSTAGEBUCH.

Mein Belohnungstipp: Das Gesparte sinnvoll ausgeben.

»Ich liebe Musik. Wenn ich zu Hause bin, lege ich sofort eine CD ein und entspanne mich. Einen kleinen CD-Sammeltick habe ich schon. Deshalb freue ich mich immer riesig auf meinen nächsten Gang in den Musikladen, um mir meine nächste CD zu kaufen. Jetzt habe ich auch ein bisschen mehr Geld zur Verfügung! Früher habe ich am Abend immer eine Tafel Schokolade gegessen. Jetzt lasse ich sie weg und spare dieses Geld für neue CDs. Mittlerweile habe ich 11 Kilo abgenommen und fünf neue CDs im Schrank.«

Bodo Tasche aus Köln hat 11 Kilo abgenommen.

Besonders stolz bin ich, weil ich in dieser Woche Folgendes geschafft habe:

(Schreiben Sie hier auf, was Sie besonders gut gemacht haben. Zum Beispiel: »Ich habe es in dieser Woche geschafft, zwei Liter kalorienfreie Getränke pro Tag zu trinken« oder »Ich habe es in dieser Woche geschafft, jeden Tag Obst zu essen«.)

Dafür belohne ich mich mit:

(Was macht Ihnen Freude? Shoppen, ein Kino-, Konzert- oder Theaterbesuch, ein spannendes neues Buch, Massage oder Kosmetikbehandlung? Gönnen Sie es sich!)

MONTAG.

Datum: ____________________

Mein Ernährungsprotokoll.

Mahlzeit:	Uhrzeit:	Menge:	Ich habe gegessen:	Warum habe ich gegessen:
Frühstück				
Mittagessen				
Abendessen				
Snacks				

Mein Trinkcheck (kreuzen Sie an, wie viel Sie getrunken haben. Ein Glas steht für 200 Milliliter.)

Tipp: hiervon 1,5–2,0 Liter

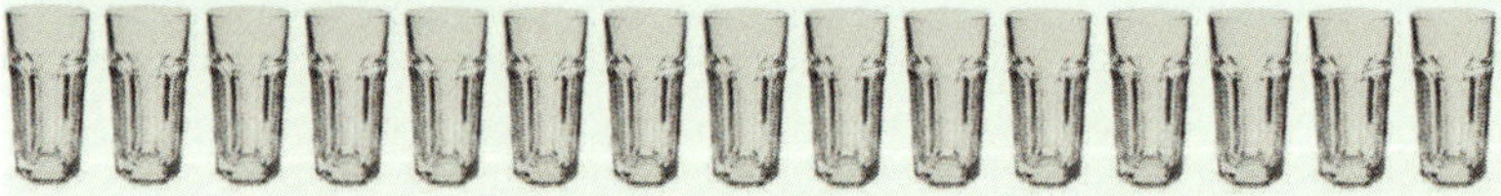

So viele **kalorienfreie Getränke** habe ich heute getrunken (zum Beispiel Wasser, Tee et cetera).

Gesamtmenge (Liter) an **kalorienfreien** Getränken: ___,___ Liter

Tipp: Je weniger, desto besser!

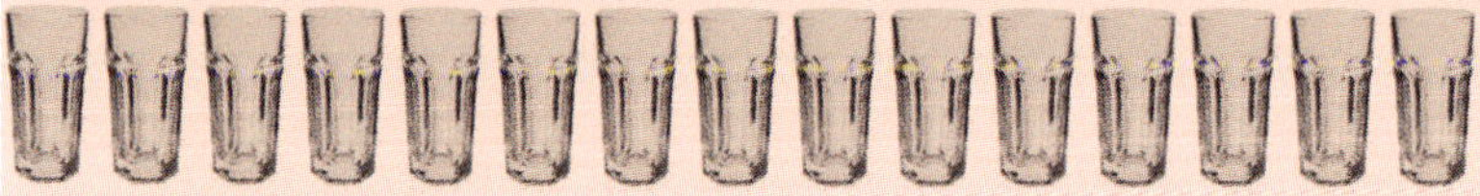

Weiterhin habe ich noch **kalorienhaltige Getränke** (Limonade, Säfte, Schorlen et cetera) zu mir genommen.

Gesamtmenge (Liter) an **kalorienhaltigen** Getränken: ___,___ Liter

Meine Tagesbewertung.

Das habe ich heute gut gemacht:	
Das muss ich morgen besser machen:	

7. Woche. Langsam geht LOGI in Fleisch und Blut über!

Wiegen Sie sich heute Morgen direkt nach dem Aufstehen. Um Messfehler zu vermeiden, sollten Sie sich immer auf dieselbe Waage stellen. Tragen Sie Ihr Gewicht in die Gewichtskurve auf Seite 13 ein. Messen Sie dann Ihren Taillenumfang und tragen Sie den Wert in die Tabelle »Entwicklung von BMI und Taillenumfang« auf Seite 7 ein.

Faktoren, die Ihr Gewicht beeinflussen.

Die Gene spielen auch eine Rolle.

Es wird immer gesagt: »Schau Dir zuerst die Mutter an, dann weißt Du, worauf Du Dich einlässt.« Hinter diesem Spruch stecken sicherlich viele Erfahrungswerte, aber auch wissenschaftlich fundierte Erkenntnisse. Studien haben gezeigt, dass die Genetik mit einem Anteil von 25 bis 40 Prozent an der Entwicklung des Gewichtes beteiligt ist. Untersuchungen mit eineiigen Zwillingen, die bei unterschiedlichen Adoptiveltern aufwuchsen, zeigen interessante Ergebnisse:

- Die Zwillinge haben als Erwachsene ein ähnliches Gewicht, obwohl sie getrennt voneinander aufgewachsen sind.
- Das Gewicht gleicht dem der leiblichen Eltern – weniger dem ihrer Adoptiveltern.

TIPP

Jetzt nicht den Kopf in den Sand stecken, denn die restlichen 60 bis 75 Prozent geben Ihnen die Möglichkeit, Ihr Gewicht selbst zu beeinflussen. LOGI und Bewegung helfen Ihnen dabei.

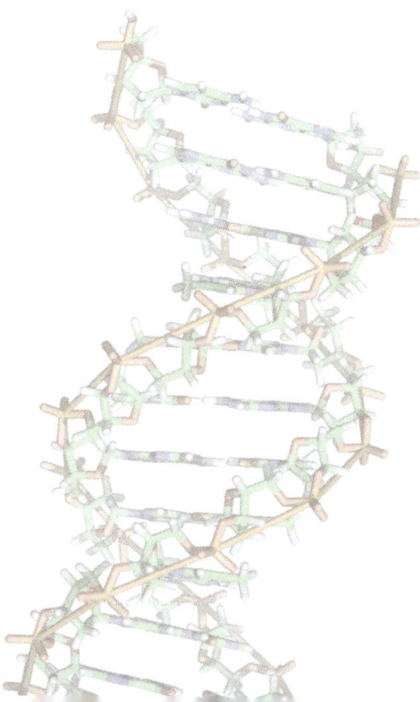

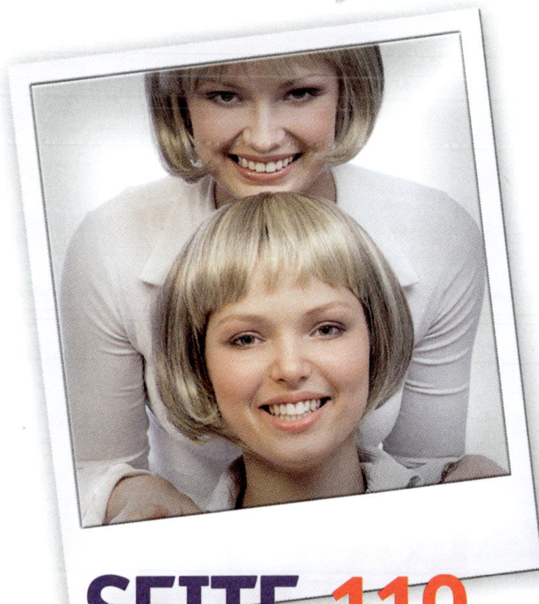

DIENSTAG.

Datum: ____________

Mein Ernährungsprotokoll.

Mahlzeit:	Uhrzeit:	Menge:	Ich habe gegessen:	Warum habe ich gegessen:
Frühstück				
Mittagessen				
Abendessen				
Snacks				

Mein Trinkcheck (kreuzen Sie an, wie viel Sie getrunken haben. Ein Glas steht für 200 Milliliter.)

Tipp: hiervon 1,5–2,0 Liter

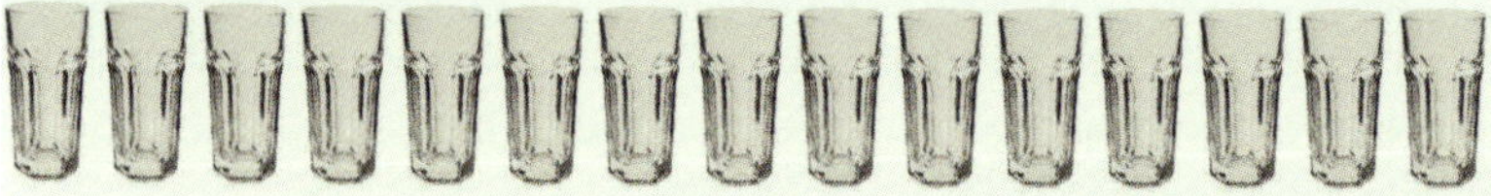

So viele **kalorienfreie Getränke** habe ich heute getrunken (zum Beispiel Wasser, Tee et cetera).

Gesamtmenge (Liter) an **kalorienfreien** Getränken: ___,___ Liter

Tipp: Je weniger, desto besser!

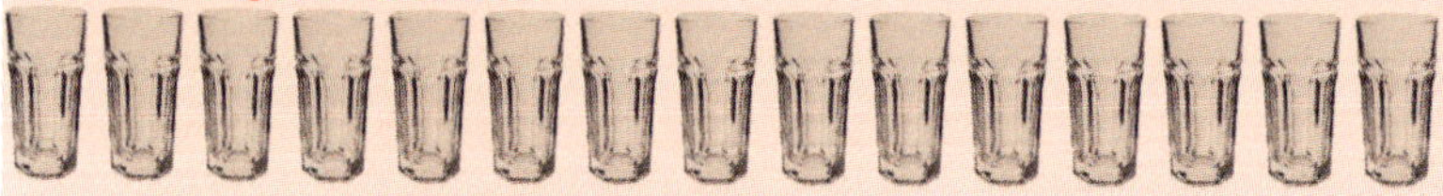

Weiterhin habe ich noch **kalorienhaltige Getränke** (Limonade, Säfte, Schorlen et cetera) zu mir genommen.

Gesamtmenge (Liter) an **kalorienhaltigen** Getränken: ___,___ Liter

Meine Tagesbewertung.

Das habe ich heute gut gemacht: ____________

Das muss ich morgen besser machen: ____________

Fünf Portionen Gemüse und Obst am Tag.

Obst und Gemüse sind wasserreiche, volumenliefernde und kalorienarme Lebensmittel, die reich an Vitaminen und Mineralstoffen sind. Deswegen machen sie auch die Basis der LOGI-Pyramide aus.

Die Empfehlung der Weltgesundheitsorganisation lautet eigentlich fünf Portionen Obst und Gemüse am Tag. Es ist jedoch ungünstig, das Obst an erster Stelle zu erwähnen, weil viele Abnehmwillige sich dann auch bevorzugt mit Obst statt mit Gemüse satt essen.

Die Empfehlung liegt aber zugunsten des Gemüses: Drei Portionen Gemüse und zwei Portionen Obst soll man essen. Während Sie sich bei Hunger an Gemüse aber satt essen dürfen, sollten zwei Portionen Obst nicht unter-, aber auch nicht überschritten werden.

Der Grund hierfür liegt am höheren Fruchtzuckergehalt von Obst. Dieser lockt zwar kein Insulin, macht aber auf Umwegen in hohen Dosen trotzdem dick und krank. Deswegen empfehlen wir bei LOGI, zuckerarmes Obst zu genießen: Zitrusfrüchte, Äpfel, Birnen, Beerenobst, Melone, Papaya, Kiwi et cetera.

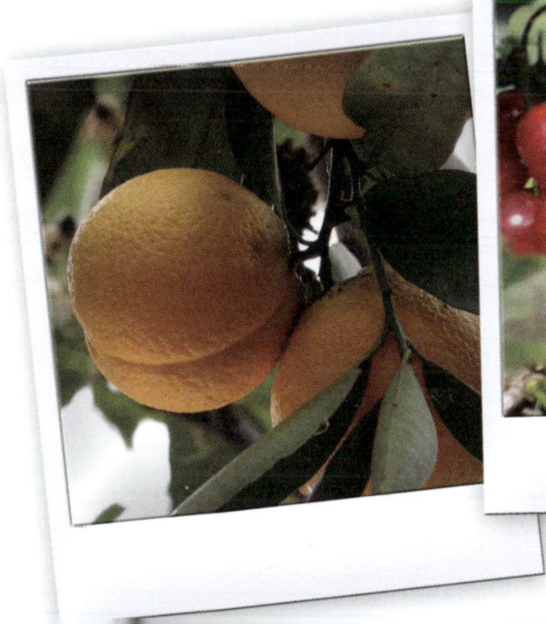

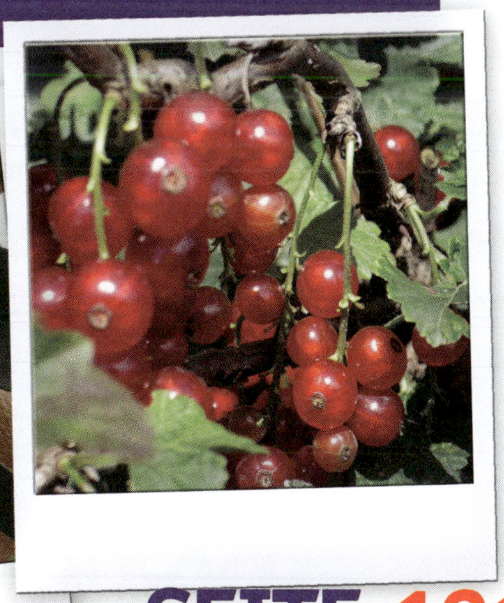

MITTWOCH.

Datum: ____________

Mein Ernährungsprotokoll.

Mahlzeit:	Uhrzeit:	Menge:	Ich habe gegessen:	Warum habe ich gegessen:
Frühstück				
Mittagessen				
Abendessen				
Snacks				

Mein Trinkcheck (kreuzen Sie an, wie viel Sie getrunken haben. Ein Glas steht für 200 Milliliter.)

Tipp: hiervon 1,5–2,0 Liter

So viele **kalorienfreie Getränke** habe ich heute getrunken (zum Beispiel Wasser, Tee et cetera).

Gesamtmenge (Liter) an **kalorienfreien** Getränken: ___,___ Liter

Tipp: Je weniger, desto besser!

Weiterhin habe ich noch **kalorienhaltige Getränke** (Limonade, Säfte, Schorlen et cetera) zu mir genommen.

Gesamtmenge (Liter) an **kalorienhaltigen** Getränken: ___,___ Liter

Meine Tagesbewertung.

Das habe ich heute gut gemacht:

Das muss ich morgen besser machen:

Die Banane ist ein Obst.

Das ist botanisch sicherlich richtig. Wer sich jedoch schon mit der LOGI-Methode beschäftigt hat, die LOGI-Bücher gelesen oder einen Vortrag von Dr. Nicolai Worm gehört hat, der weiß, dass bei LOGI die Banane botanisch zwischen Getreide und Kartoffeln zu platzieren ist. Bananen haben im Vergleich zu anderen Obstsorten einen sehr hohen Kohlenhydratgehalt und sind kalorienreicher. Deshalb sollten sie mit Vorsicht genossen werden. Vor dem Sport dagegen sind sie unproblematisch.

Vergleich Banane versus Nudeln und Kartoffeln:

Eiweißlieferant	Kalorien pro Portion	Kohlenhydrate pro Portion
150 g gekochte Nudeln	220 g	45 g
150 g Banane	143 g	32 g
150 g Kartoffeln	103 g	23 g

Sie möchten auf Bananen nicht verzichten? Dann bewegen Sie sich!

In einer Stunde Cardiotraining (Walken, Radfahren oder langsames Laufen) verbrennen Sie circa 360 Kalorien. 50 Prozent stammen aus Kohlenhydraten, das sind umgerechnet 45 Gramm.

Wenn Sie also planen, eine Stunde Sport zu treiben, dann können Sie zwei Bananen essen oder andere Kohlenhydratträger wie:

- 2 Scheiben Brot oder
- 400 ml Fruchtsaft oder
- 70 g Nudeln oder Reis (ungekocht) oder
- 300 g Kartoffeln oder
- 80 g Schokolade, Kekse

Fazit: Mit Sport können Sie sich mehr Kohlenhydrate erlauben.

DONNERSTAG.

Datum: ____________

Mein Ernährungsprotokoll.

Mahlzeit:	Uhrzeit:	Menge:	Ich habe gegessen:	Warum habe ich gegessen:
Frühstück				
Mittagessen				
Abendessen				
Snacks				

Mein Trinkcheck (kreuzen Sie an, wie viel Sie getrunken haben. Ein Glas steht für 200 Milliliter.)

Tipp: hiervon 1,5–2,0 Liter

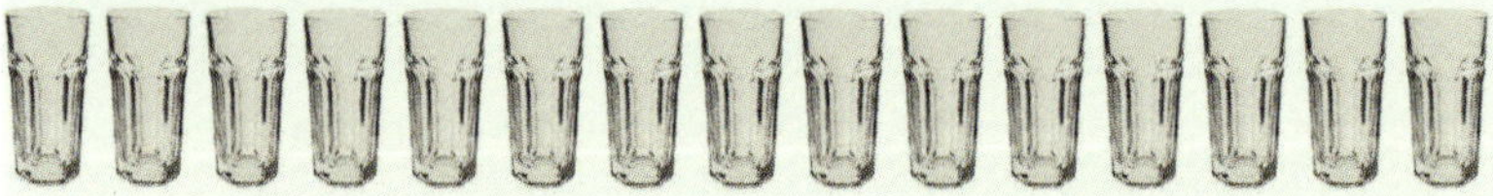

So viele **kalorienfreie Getränke** habe ich heute getrunken (zum Beispiel Wasser, Tee et cetera).

Gesamtmenge (Liter) an **kalorienfreien** Getränken: ___,___ Liter

Tipp: Je weniger, desto besser!

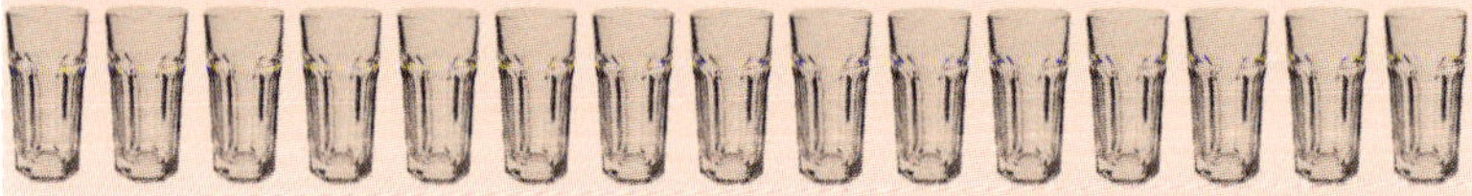

Weiterhin habe ich noch **kalorienhaltige Getränke** (Limonade, Säfte, Schorlen et cetera) zu mir genommen.

Gesamtmenge (Liter) an **kalorienhaltigen** Getränken: ___,___ Liter

Meine Tagesbewertung.

Das habe ich heute gut gemacht:	
Das muss ich morgen besser machen:	

MOTIVATIONSTAG.

Zwischenziele bestimmen.

Wer in fünf Wochen eben mal 20 Kilo abnehmen möchte, wird garantiert scheitern. Das sind utopische Ziele. Setzen Sie sich realistische Ziele, und bestimmen Sie vor allem auch Zwischenziele, die Sie zum Hauptziel bringen werden.

Der Weg ist das Ziel:

Zeichen Sie Ihre Zwischenetappen in die unten vorskizzierte Strecke. Was ist Ihr Ziel? Was müssen Sie tun, um dieses Ziel zu erreichen? Was setzen Sie davon schon um?

Ziel:

Zwischenziel 4:

Zwischenziel 3:

Zwischenziel 2:

Zwischenziel 1:

Start

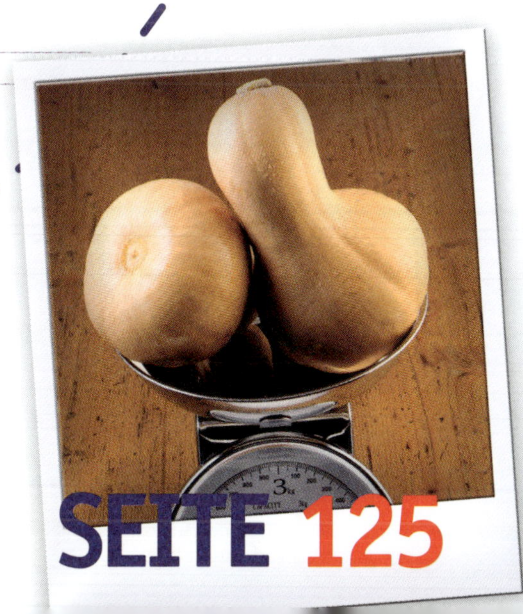

FREITAG.

Datum: ____________

Mein Ernährungsprotokoll.

Mahlzeit:	Uhrzeit:	Menge:	Ich habe gegessen:	Warum habe ich gegessen:
Frühstück				
Mittagessen				
Abendessen				
Snacks				

Mein Trinkcheck (kreuzen Sie an, wie viel Sie getrunken haben. Ein Glas steht für 200 Milliliter.)

Tipp: hiervon 1,5–2,0 Liter

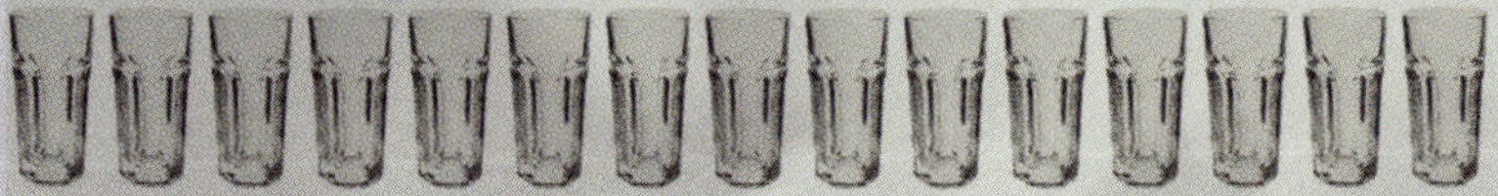

So viele **kalorienfreie Getränke** habe ich heute getrunken (zum Beispiel Wasser, Tee et cetera).

Gesamtmenge (Liter) an **kalorienfreien** Getränken: ___,___ Liter

Tipp: Je weniger, desto besser!

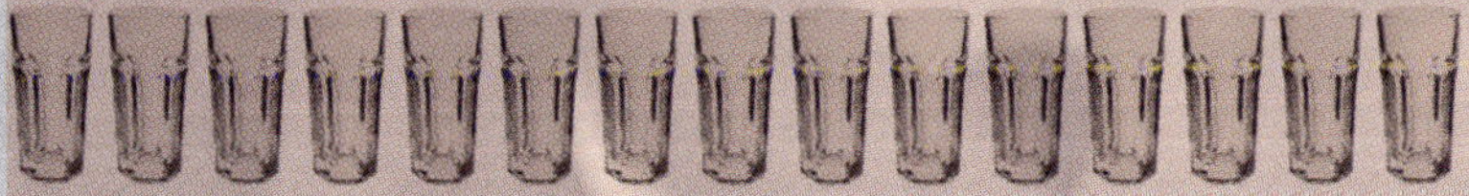

Weiterhin habe ich noch **kalorienhaltige Getränke** (Limonade, Säfte, Schorlen et cetera) zu mir genommen.

Gesamtmenge (Liter) an **kalorienhaltigen** Getränken: ___,___ Liter

Meine Tagesbewertung.

Das habe ich heute gut gemacht:

Das muss ich morgen besser machen:

Fünf am Tag – so können Sie es schaffen!

Genießen Sie Gemüse als Suppe, als Sauce, überbacken im Auflauf, als Saft oder als Rohkost mit einem leckeren Dipp. Obst essen Sie am Stück oder püriert im Milchshake oder als Fruchtmus im Joghurt. Verzichten Sie jedoch auf Fruchtsäfte und Trockenobst. Diese enthalten viel Fruchtzucker.

Was heißt eigentlich eine Portion?

In der Regel entspricht eine Handvoll oder ein Glas von 200 Millilitern einer Portion.

Tagesbeispiel »Fünf am Tag«:

· Frühstück	Quark mit 150 g Beerenobst (TK)
· Mittagessen	Steak mit einem Schälchen Salat und 200 g Gemüse
· Zwischendurch	1 Birne mit einem Stück Käse
· Abendessen	1 Teller Gemüseeintopf

Wenn es mal schnell gehen soll.

Keine Zeit zum Schnippeln? Kein Problem, greifen Sie zu Gemüse oder Obst aus der Tiefkühltruhe. Diese sind nicht nur nährstoffreich, sondern auch noch praktisch und zeitsparend in der Zubereitung. Ob Broccoliröschen, Suppengemüse oder Beerenmischung – alles ist vorportioniert und muss weder gewaschen noch geschnippelt werden. Achten Sie jedoch beim Obst darauf, dass es ungezuckert ist.

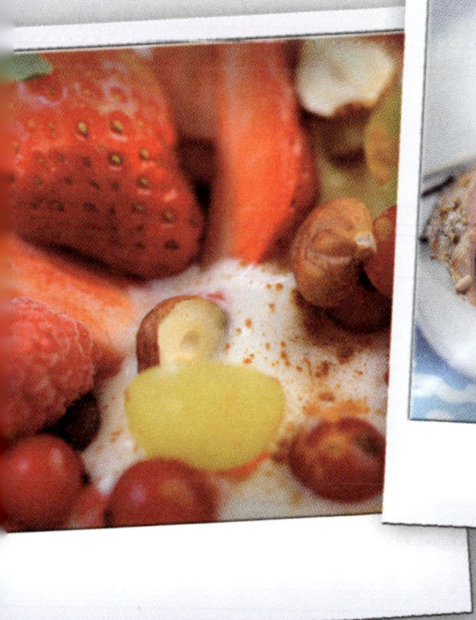

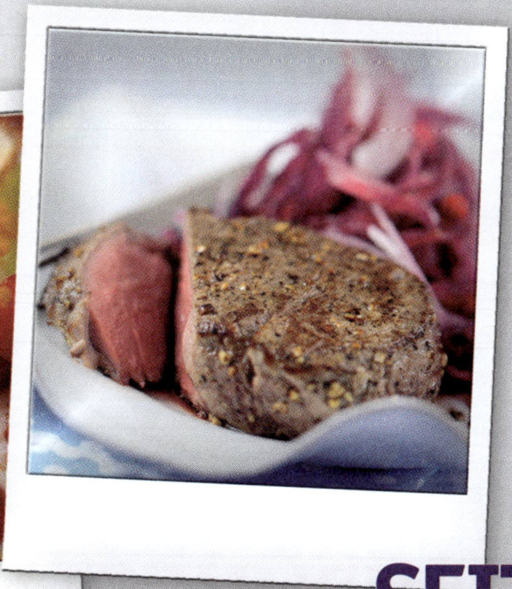

SAMSTAG.

Datum: ____________

Mein Ernährungsprotokoll.

Mahlzeit:	Uhrzeit:	Menge:	Ich habe gegessen:	Warum habe ich gegessen:
Frühstück				
Mittagessen				
Abendessen				
Snacks				

Mein Trinkcheck (kreuzen Sie an, wie viel Sie getrunken haben. Ein Glas steht für 200 Milliliter.)

Tipp: hiervon 1,5–2,0 Liter

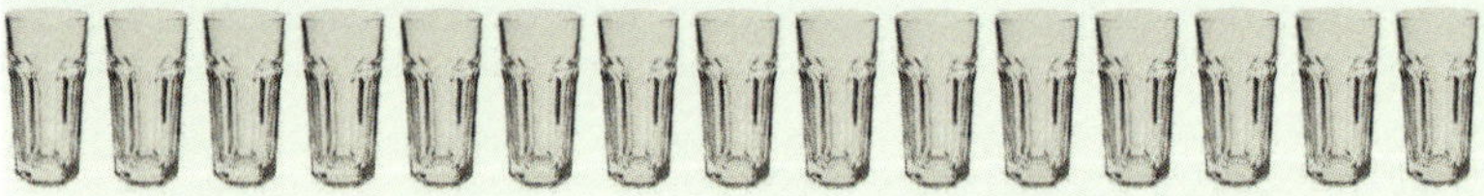

So viele **kalorienfreie Getränke** habe ich heute getrunken (zum Beispiel Wasser, Tee et cetera).

Gesamtmenge (Liter) an **kalorienfreien** Getränken: ___,___ Liter

Tipp: Je weniger, desto besser!

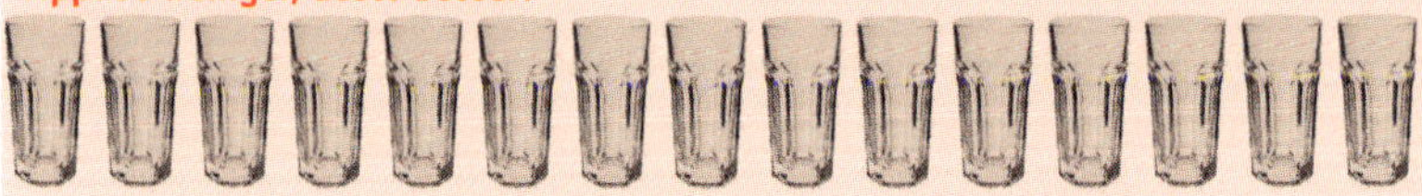

Weiterhin habe ich noch **kalorienhaltige Getränke** (Limonade, Säfte, Schorlen et cetera) zu mir genommen.

Gesamtmenge (Liter) an **kalorienhaltigen** Getränken: ___,___ Liter

Meine Tagesbewertung.

Das habe ich heute gut gemacht: ____________

____

Das muss ich morgen besser machen: ____________

____

BEWEGUNGSTAG.

Keine Zeit vergeuden! Für Fahrpausen gedacht.

Lenkradziehen: Ihre Schultergürtelmuskulatur stärken Sie, indem Sie versuchen, das Lenkrad mit beiden Händen auseinander zu ziehen. Halten Sie die Spannung für etwa 30 Sekunden. Anschließend entspannen Sie und wiederholen die Übung mehrmals.

Bewegungscheckliste Woche 7:

Bewegungseinheit	Mo	Di	Mi	Do	Fr	Sa	So
Spazieren gehen	□□ □□	□□ □□	□□ □□	□□ □□	□□ □□	□□ □□	□□ □□
Ausdauersport, zum Beispiel Walken, Laufen, Radfahren, Schwimmen	□□ □□	□□ □□	□□ □□	□□ □□	□□ □□	□□ □□	□□ □□
Kraftsport, zum Beispiel im Fitnessstudio, Tempotraining	□□ □□	□□ □□	□□ □□	□□ □□	□□ □□	□□ □□	□□ □□
Spielsport, zum Beispiel Fußball, Handball, Squash	□□ □□	□□ □□	□□ □□	□□ □□	□□ □□	□□ □□	□□ □□
Kräftigungsübungen, zum Beispiel Pilates, Gymnastik	□□ □□	□□ □□	□□ □□	□□ □□	□□ □□	□□ □□	□□ □□
Sonstiges, zum Beispiel Gartenarbeit	□□ □□	□□ □□	□□ □□	□□ □□	□□ □□	□□ □□	□□ □□

Bitte machen Sie pro Bewegungseinheit von 30 Minuten ein Kreuz in einem der entsprechenden Kästchen.
Ein Kästchen – 30 Minuten Bewegungseinheit. 4 Kästchen = 4 x 30 Minuten Bewegungseinheit.
Empfehlung: In einer Woche sollten Sie mindestens vier Kreuze geschafft haben. Achten Sie bitte darauf, dass Sie Abwechslung in die Bewegungsarten (mal Ausdauer, mal Kräftigungsübungen) bringen.

SONNTAG.

Datum: ____________

Mein Ernährungsprotokoll.

Mahlzeit:	Uhrzeit:	Menge:	Ich habe gegessen:	Warum habe ich gegessen:
Frühstück				
Mittagessen				
Abendessen				
Snacks				

Mein Trinkcheck (kreuzen Sie an, wie viel Sie getrunken haben. Ein Glas steht für 200 Milliliter.)

Tipp: hiervon 1,5–2,0 Liter

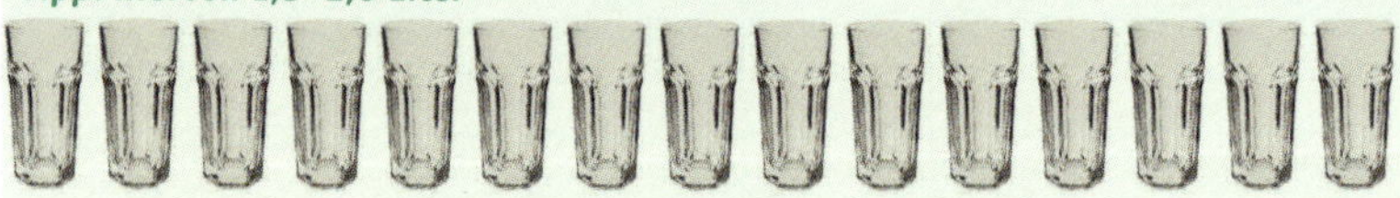

So viele **kalorienfreie Getränke** habe ich heute getrunken (zum Beispiel Wasser, Tee et cetera).

Gesamtmenge (Liter) an **kalorienfreien** Getränken: ___,___ Liter

Tipp: Je weniger, desto besser!

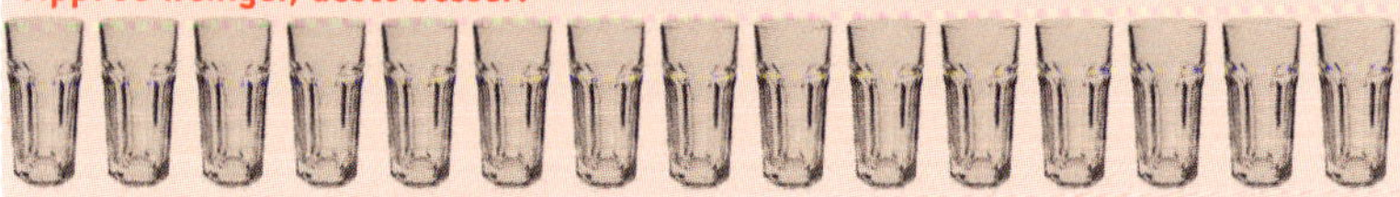

Weiterhin habe ich noch **kalorienhaltige Getränke** (Limonade, Säfte, Schorlen et cetera) zu mir genommen.

Gesamtmenge (Liter) an **kalorienhaltigen** Getränken: ___,___ Liter

Meine Tagesbewertung.

Das habe ich heute gut gemacht:	
Das muss ich morgen besser machen:	

LOGI-WOCHE 7.
ERNÄHRUNGSTAGEBUCH.

Mein Belohnungstipp: Ich lasse mal andere für mich kochen

»Da ich eine kleine Familie zu versorgen habe, koche ich täglich. Ich genieße es aber auch sehr, wenn ich andere für mich kochen lasse. Meistens gönne ich mir dann mit meinem Mann einen schönen Abend zu zweit im Restaurant. Da mir die kohlenhydratarme Ernährung gar nicht schwer fällt und ich Fleisch, Fisch und Gemüse sehr gerne esse, geht es selbst im Restaurant LOGIsch weiter. Und wenn es die Zeit und die Finanzen erlauben, gehe ich vorher Shoppen und kaufe mir ein neues Kleidungsstück in meiner neuen Größe. Das trage ich dann abends ganz stolz.«

Anja Deibel-Dörr aus Alten-Buseck hat neun Kilo abgenommen.

Besonders stolz bin ich, weil ich in dieser Woche Folgendes geschafft habe:

(Schreiben Sie hier auf, was Sie besonders gut gemacht haben. Zum Beispiel: »Ich habe es in dieser Woche geschafft, zwei Liter kalorienfreie Getränke pro Tag zu trinken« oder »Ich habe es in dieser Woche geschafft, jeden Tag Obst zu essen«.)

Dafür belohne ich mich mit:

(Was macht Ihnen Freude? Shoppen, ein Kino-, Konzert- oder Theaterbesuch, ein spannendes neues Buch, Massage oder Kosmetikbehandlung? Gönnen Sie es sich!)

MONTAG.

Datum: ____________

Mein Ernährungsprotokoll.

Mahlzeit:	Uhrzeit:	Menge:	Ich habe gegessen:	Warum habe ich gegessen:
Frühstück				
Mittagessen				
Abendessen				
Snacks				

Mein Trinkcheck (kreuzen Sie an, wie viel Sie getrunken haben. Ein Glas steht für 200 Milliliter.)

Tipp: hiervon 1,5–2,0 Liter

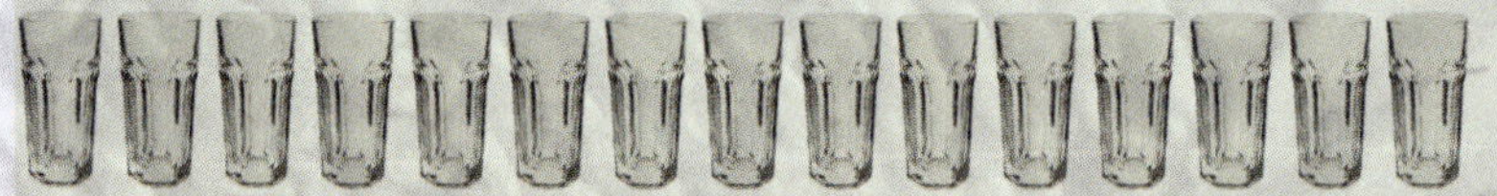

So viele **kalorienfreie Getränke** habe ich heute getrunken (zum Beispiel Wasser, Tee et cetera).

Gesamtmenge (Liter) an **kalorienfreien** Getränken: ___,___ Liter

Tipp: Je weniger, desto besser!

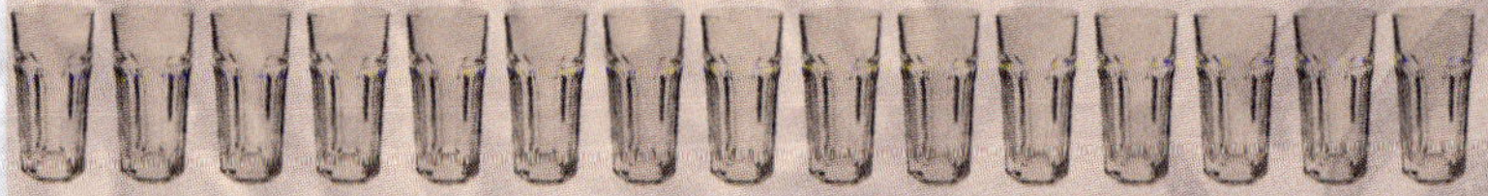

Weiterhin habe ich noch **kalorienhaltige Getränke** (Limonade, Säfte, Schorlen et cetera) zu mir genommen.

Gesamtmenge (Liter) an **kalorienhaltigen** Getränken: ___,___ Liter

Meine Tagesbewertung.

Das habe ich heute gut gemacht: ____________

Das muss ich morgen besser machen: ____________

LOGI-WOCHE 8.
ERNÄHRUNGSTAGEBUCH.

8. Woche. Ihre Erfolge werden immer sichtbarer!

Wiegen Sie sich heute Morgen direkt nach dem Aufstehen. Um Messfehler zu vermeiden, sollten Sie sich immer auf dieselbe Waage stellen. Tragen Sie Ihr Gewicht in die Gewichtskurve auf Seite 13 ein. Messen Sie dann Ihren Taillenumfang und tragen Sie den Wert in die Tabelle »Entwicklung von BMI und Taillenumfang« auf Seite 7 ein.

Die erste Hürde ist geschafft.

Endlich ist die Durststrecke vorbei. Zwischen der fünften und siebten Woche haben viele Abnehmwillige eine Gewichtsstagnation, die auch länger andauern kann, je größer der aufkommende Frust ist. Frust ist aber gar nicht nötig. Blicken Sie zurück und schauen Sie, was Sie bis heute geschafft haben. Vergleichen Sie Ihr Ernährungsprotokoll aus der ersten Woche mit dem von heute. Viele Verhaltensweisen und Ernährungsregeln sind schon unbemerkt in Fleisch und Blut übergegangen. Das ist auch gut so, denn das sichert Ihren Erfolg. Weiter so! Sie werden merken, dass Ihr Gewicht langsam wieder runter geht.

Faktoren, die Ihr Gewicht beeinflussen.

Frauen, nicht den Kopf hängen lassen, auch wenn Männer besser abnehmen.

Männer haben mehr Muskulatur als Frauen und verbrennen deshalb mehr Energie. Der prozentuale Anteil der Muskulatur am Ruheenergieverbrauch liegt bei Männern bei 26 Prozent, bei Frauen liegt er bei 20 Prozent. Männer dürfen um ihr Gewicht zu halten circa 2.400 Kalorien, Frauen 2.000 Kalorien zu sich nehmen. Das sind immerhin 25 Prozent mehr! Wenn Männer abnehmen wollen, geht das schneller und einfacher. Das ist aber kein Grund für Frauen, diese Tatsache einfach hinzunehmen. Tun Sie etwas dagegen.

TIPP *Treiben Sie Sport, um Muskeln aufzubauen. Am besten bietet sich eine Kombination aus Ausdauer- und Kraftsport an.*

DIENSTAG.

Datum: ____________________

Mein Ernährungsprotokoll.

Mahlzeit:	Uhrzeit:	Menge:	Ich habe gegessen:	Warum habe ich gegessen:
Frühstück				
Mittagessen				
Abendessen				
Snacks				

Mein Trinkcheck (kreuzen Sie an, wie viel Sie getrunken haben. Ein Glas steht für 200 Milliliter.)

Tipp: hiervon 1,5–2,0 Liter

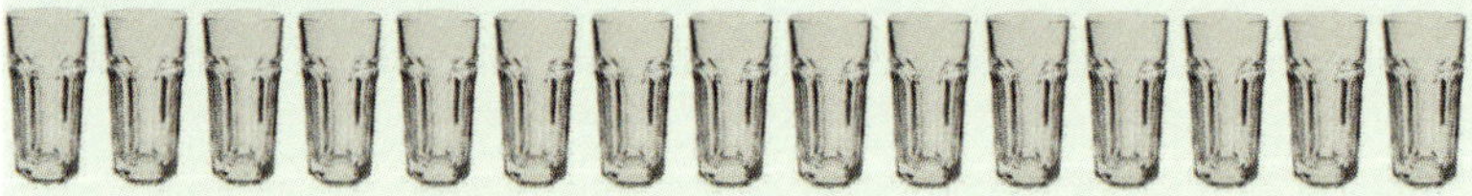

So viele **kalorienfreie Getränke** habe ich heute getrunken (zum Beispiel Wasser, Tee et cetera).

Gesamtmenge (Liter) an **kalorienfreien** Getränken: ___,___ Liter

Tipp: Je weniger, desto besser!

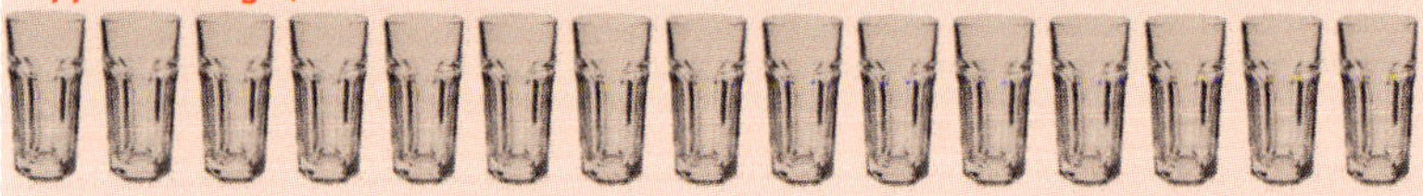

Weiterhin habe ich noch **kalorienhaltige Getränke** (Limonade, Säfte, Schorlen et cetera) zu mir genommen.

Gesamtmenge (Liter) an **kalorienhaltigen** Getränken: ___,___ Liter

Meine Tagesbewertung.

Das habe ich heute gut gemacht:	
Das muss ich morgen besser machen:	

LOGI-WOCHE 8.
ERNÄHRUNGSTAGEBUCH.

Mit Milchcalcium gegen Bauchfett.

Täglich 1.200 Milligramm Calcium über Milch und Milchprodukte hilft beim Abnehmen. Besonders die unbeliebten Fettreserven am Bauch werden abgebaut. Eine Reihe von Studien konnten außerdem zeigen, dass je höher die Calciumzufuhr ist, desto geringer das Körpergewicht. Calcium bindet eine gewisse Menge an Nahrungsfett, wodurch es unverdaut ausgeschieden wird. Dadurch werden auch weniger Kalorien aufgenommen. Außerdem senkt eine hohe Calciumzufuhr die Calciumkonzentration in den Fettzellen. Das geht mit einem gesteigerten Fettabbau einher.

1.200 Milligramm Calcium aus Milch und Milchprodukten:

- 1 großes Glas Milch à 250 ml
- 2 Scheiben Käse
- 1 Becher Joghurt à 150 g
- 20 g Parmesan

Sie vertragen keine Milch?

Bei der Laktoseintoleranz, auch Milchzuckerunverträglichkeit genannt, ist der Körper nicht in der Lage, die Laktose zu verdauen. Das liegt an der verminderten oder fehlenden Produktion des Verdauungsenzyms Laktase. Heutzutage ist das aber kein Problem mehr. Jeder gut sortierte Supermarkt bietet eine Palette an laktosefreien Lebensmitteln auf Milchbasis: Milch, Joghurt, Butter, Käse, Sahne. Alles, was das Herz begehrt.

MITTWOCH.

Datum: ____________________

Mein Ernährungsprotokoll.

Mahlzeit:	Uhrzeit:	Menge:	Ich habe gegessen:	Warum habe ich gegessen:
Frühstück				
Mittagessen				
Abendessen				
Snacks				

Mein Trinkcheck (kreuzen Sie an, wie viel Sie getrunken haben. Ein Glas steht für 200 Milliliter.)

Tipp: hiervon 1,5–2,0 Liter

So viele **kalorienfreie Getränke** habe ich heute getrunken (zum Beispiel Wasser, Tee et cetera).

Gesamtmenge (Liter) an **kalorienfreien** Getränken: ___,___ Liter

Tipp: Je weniger, desto besser!

Weiterhin habe ich noch **kalorienhaltige Getränke** (Limonade, Säfte, Schorlen et cetera) zu mir genommen.

Gesamtmenge (Liter) an **kalorienhaltigen** Getränken: ___,___ Liter

Meine Tagesbewertung.

Das habe ich heute gut gemacht:

Das muss ich morgen besser machen:

LOGI-WOCHE 8.
ERNÄHRUNGSTAGEBUCH.

Vollmilch macht dick!

Haben Sie vor LOGI immer zur fettarmen Milch gegriffen, weil Sie Angst hatten, durch die Vollfettmilch zuzunehmen? In Zukunft greifen Sie einfach zu der Sorte, die Ihnen besser schmeckt.

Vergleicht man aber den Kaloriengehalt mit anderen Getränken, fällt auf, dass die Vollmilch gar nicht viel mehr Kalorien liefert. Apfelsaft liefert 50 Kalorien auf 100 Milliliter, eine fettarme Milch liegt etwas darunter. Eine Vollmilch liefert gerade mal 14 Kalorien mehr auf 100 Milliliter. Die Energiedichte ist also niedrig.

Außerdem liefert Milch Eiweiß, und das hat einen zusätzlichen sättigenden und kalorienverbrauchenden Effekt – und zwar egal, ob fettarme oder vollfette Milch.

Vorsicht vor Milchgetränken mit Geschmack.

Egal, ob Sie in der vollfetten oder fettarmen oder gar fettfreien Variante angeboten werden – meistens wird ihnen reichlich Zucker zugesetzt. Bringen Sie lieber selbst mehr Geschmack in Ihr Milchgetränk. Zum Beispiel so:

Apfel-Shake mit Petersilie. **200 ml Milch (3,5 % Fett). 1 Apfel. 50 ml Orangensaft. 1 TL Zitronensaft. 1 EL Blattpetersilie.**

Apfel schälen, entkernen und vierteln. Zusammen mit allen anderen Zutaten in den Mixer geben und pürieren.

DONNERSTAG.

Datum: ____________________

Mein Ernährungsprotokoll.

Mahlzeit:	Uhrzeit:	Menge:	Ich habe gegessen:	Warum habe ich gegessen:
Frühstück				
Mittagessen				
Abendessen				
Snacks				

Mein Trinkcheck (kreuzen Sie an, wie viel Sie getrunken haben. Ein Glas steht für 200 Milliliter.)

Tipp: hiervon 1,5–2,0 Liter

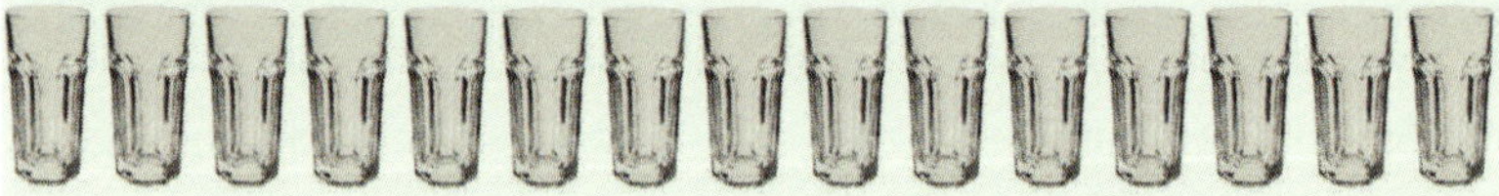

So viele **kalorienfreie Getränke** habe ich heute getrunken (zum Beispiel Wasser, Tee et cetera).

Gesamtmenge (Liter) an **kalorienfreien** Getränken: ___,___ Liter

Tipp: Je weniger, desto besser!

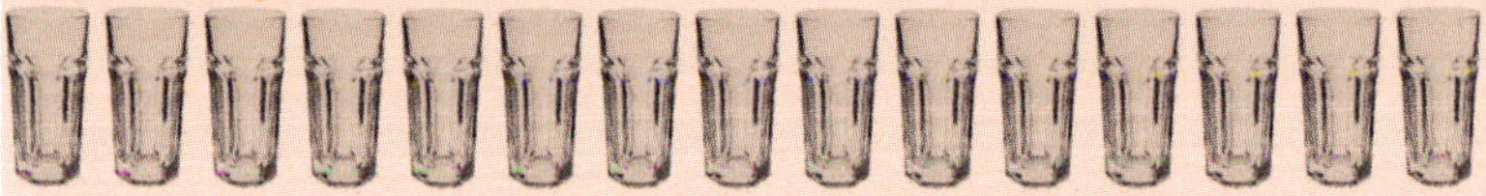

Weiterhin habe ich noch **kalorienhaltige Getränke** (Limonade, Säfte, Schorlen et cetera) zu mir genommen.

Gesamtmenge (Liter) an **kalorienhaltigen** Getränken: ___,___ Liter

Meine Tagesbewertung.

Das habe ich heute gut gemacht:	
Das muss ich morgen besser machen:	

... zeigen Sie sich!

Viele Abnehmwillige verstecken Ihre Erfolge lange Zeit in ihren alten viel zu großen Klamotten. Weg mit den Zelten. Holen Sie sich Bestätigung von außen. Das wird nicht nur Ihr Selbstbewusstsein stärken, sondern Ihnen einen großen Motivationsschub geben.

Mein Motivationstipp: Komplimente motivieren mich.

»Ich habe einen Friseursalon und habe hier täglich mit Menschen zu tun. Die ersten fünf Kilo hat kaum jemand wahrgenommen. Das lag aber daran, dass ich noch meine alten Klamotten, die einfach wie ein Sack an mir hingen, getragen habe. Dadurch habe ich meinen Erfolg erst mal versteckt. Meine Motivation war es, mich bei sieben Kilo Gewichtsverlust neu einzukleiden. Das Shoppen hat mich ungemein motiviert. Ich greife jetzt zu einer kleineren Konfektionsgröße. Meine Kunden sprechen mich häufig auf meinen Erfolg an – ein zusätzlicher Motivationsschub. Was mir ganz große Freude bereitet – ich kaufe wieder gerne Dessous ein, weil ich mir darin richtig gut gefalle.«

Anja Deibel-Dörr aus Alten-Buseck hat neun Kilo abgenommen.

Mein Motivationstipp: Die private Modenschau.

»Wenn mich der Heißhunger heimsucht, öffne ich meinen Kleiderschrank, hole meine Sommerkleider raus und mache eine kleine private Modenschau. Dann freue ich mich über mein Spiegelbild und über das, was ich schon erreicht habe. Der Heißhunger ist dann meist schon wieder kleiner geworden, und die Freude auf sommerliche Temperaturen und die kleinere Konfektionsgröße ist ausgeprägter als die Lust auf Schokolade.«

Hannah Luedtke aus Lüneburg hat sieben Kilo mit LOGI abgenommen.

FREITAG.

Datum: ____________

Mein Ernährungsprotokoll.

Mahlzeit:	Uhrzeit:	Menge:	Ich habe gegessen:	Warum habe ich gegessen:
Frühstück				
Mittagessen				
Abendessen				
Snacks				

Mein Trinkcheck (kreuzen Sie an, wie viel Sie getrunken haben. Ein Glas steht für 200 Milliliter.)

Tipp: hiervon 1,5–2,0 Liter

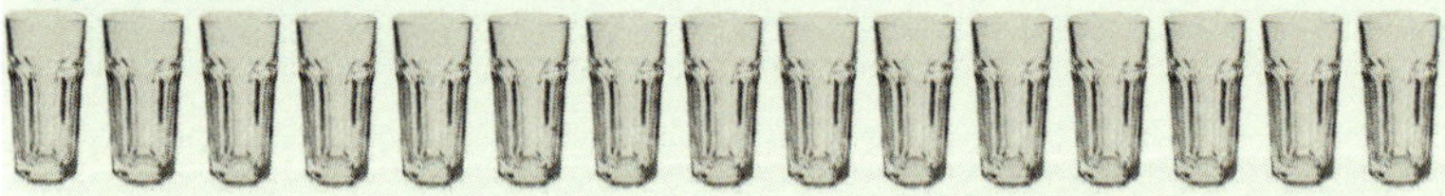

So viele **kalorienfreie Getränke** habe ich heute getrunken (zum Beispiel Wasser, Tee et cetera).

Gesamtmenge (Liter) an **kalorienfreien** Getränken: ___,___ Liter

Tipp: Je weniger, desto besser!

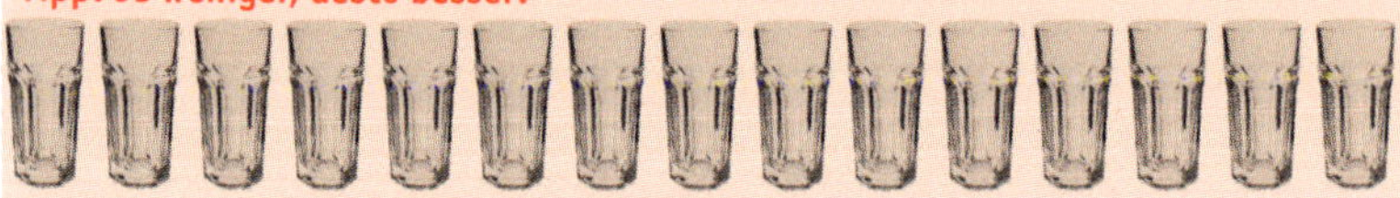

Weiterhin habe ich noch **kalorienhaltige Getränke** (Limonade, Säfte, Schorlen et cetera) zu mir genommen.

Gesamtmenge (Liter) an **kalorienhaltigen** Getränken: ___,___ Liter

Meine Tagesbewertung.

Das habe ich heute gut gemacht:

Das muss ich morgen besser machen:

Der perfekte Start in den Tag.

Ideen für ein echtes Fatburner-Frühstück mit der Extraportion Milchcalcium:

Beeren-Möhren-Shake.

- 150 g angetaute TK-Beeren
- 200 ml Vollmilch
- 50 ml Möhrensaft

Oder 500 ml reine Buttermilch mit 50 ml Orangensaft.

Oder eiweißreiches LOGI-Brot:

1 Scheibe LOGI-Brot (siehe Rezept auf Seite 43) mit Frischkäse, 2 Scheiben Käse, dazu eine rote Paprika.

Oder pikanter Hüttenkäse. 200 g Hüttenkäse. 1 Dose Thunfisch im eigenen Saft. 1 Tomate. 4 Cherry-Tomaten. 2 Lauchzwiebeln. Nach Geschmack Salz und Pfeffer.

Die Dose Thunfisch öffnen und das Wasser abgießen. Tomaten und Lauchzwiebeln waschen und in feine Würfel schneiden. Thunfisch, Tomaten, Zwiebeln mit dem Hüttenkäse verrühren und mit Salz und Pfeffer abschmecken.

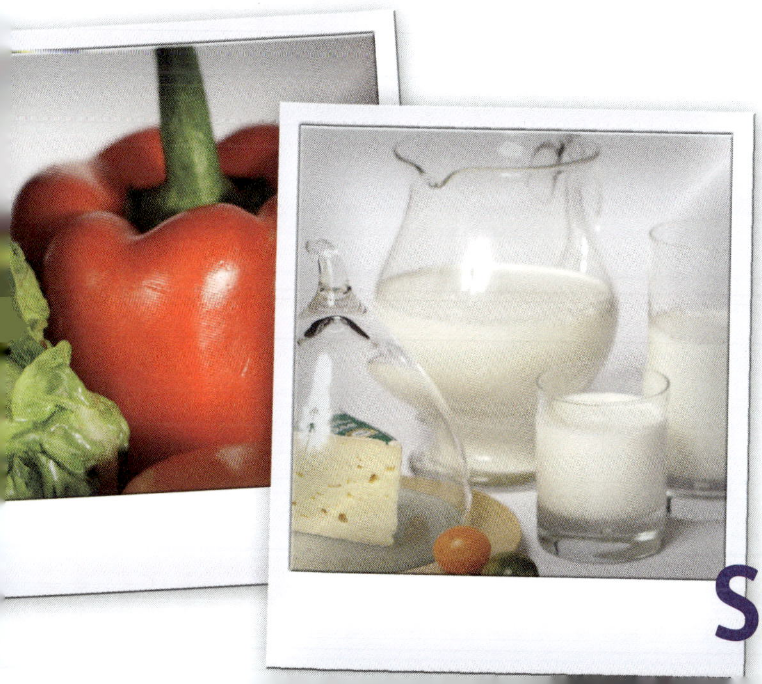

SAMSTAG.

Datum: ____________________

Mein Ernährungsprotokoll.

Mahlzeit:	Uhrzeit:	Menge:	Ich habe gegessen:	Warum habe ich gegessen:
Frühstück				
Mittagessen				
Abendessen				
Snacks				

Mein Trinkcheck (kreuzen Sie an, wie viel Sie getrunken haben. Ein Glas steht für 200 Milliliter.)

Tipp: hiervon 1,5–2,0 Liter

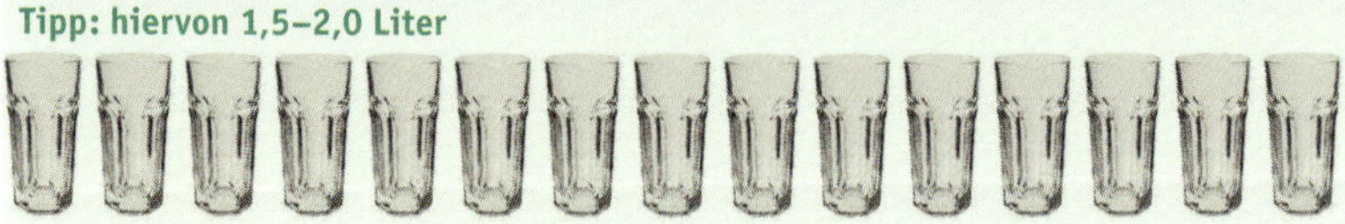

So viele **kalorienfreie Getränke** habe ich heute getrunken (zum Beispiel Wasser, Tee et cetera).

Gesamtmenge (Liter) an **kalorienfreien** Getränken: ___,___ Liter

Tipp: Je weniger, desto besser!

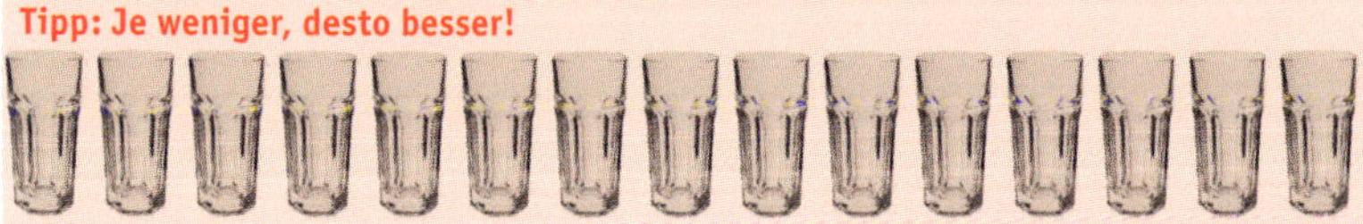

Weiterhin habe ich noch **kalorienhaltige Getränke** (Limonade, Säfte, Schorlen et cetera) zu mir genommen.

Gesamtmenge (Liter) an **kalorienhaltigen** Getränken: ___,___ Liter

Meine Tagesbewertung.

Das habe ich heute gut gemacht: ____________________

Das muss ich morgen besser machen: ____________________

Bewegung ist überall möglich: Übungen im Büro oder Arbeitszimmer (1).

Schenkelpressen: Während Sie sitzen und Ihre Füße schulterbreit nebeneinander auf dem Boden stehen, legen Sie Ihre Hände an die Innenseiten der Knie, also die rechte Hand an die rechte Knieinnenseite und umgekehrt. Pressen Sie nun Ihre Knie nach innen und halten Sie mit den Händen dagegen. Halten Sie die Spannung für etwa 30 Sekunden – anschließend entspannen Sie und wiederholen die Übung mehrmals.

Bewegungscheckliste Woche 8:

Bewegungseinheit	Mo	Di	Mi	Do	Fr	Sa	So
Spazieren gehen	☐☐ ☐☐	☐☐ ☐☐	☐☐ ☐☐	☐☐ ☐☐	☐☐ ☐☐	☐☐ ☐☐	☐☐ ☐☐
Ausdauersport, zum Beispiel Walken, Laufen, Radfahren, Schwimmen	☐☐ ☐☐	☐☐ ☐☐	☐☐ ☐☐	☐☐ ☐☐	☐☐ ☐☐	☐☐ ☐☐	☐☐ ☐☐
Kraftsport, zum Beispiel im Fitnessstudio, Tempotraining	☐☐ ☐☐	☐☐ ☐☐	☐☐ ☐☐	☐☐ ☐☐	☐☐ ☐☐	☐☐ ☐☐	☐☐ ☐☐
Spielsport, zum Beispiel Fußball, Handball, Squash	☐☐ ☐☐	☐☐ ☐☐	☐☐ ☐☐	☐☐ ☐☐	☐☐ ☐☐	☐☐ ☐☐	☐☐ ☐☐
Kräftigungsübungen, zum Beispiel Pilates, Gymnastik	☐☐ ☐☐	☐☐ ☐☐	☐☐ ☐☐	☐☐ ☐☐	☐☐ ☐☐	☐☐ ☐☐	☐☐ ☐☐
Sonstiges, zum Beispiel Gartenarbeit	☐☐ ☐☐	☐☐ ☐☐	☐☐ ☐☐	☐☐ ☐☐	☐☐ ☐☐	☐☐ ☐☐	☐☐ ☐☐

Bitte machen Sie pro Bewegungseinheit von 30 Minuten ein Kreuz in einem der entsprechenden Kästchen.
Ein Kästchen = 30 Minuten Bewegungseinheit. 4 Kästchen = 4 x 30 Minuten Bewegungseinheit.
Empfehlung: In einer Woche sollten Sie mindestens vier Kreuze geschafft haben. Achten Sie bitte darauf, dass Sie Abwechslung in die Bewegungsarten (mal Ausdauer, mal Kräftigungsübungen) bringen.

SONNTAG.

Datum: ____________

Mein Ernährungsprotokoll.

Mahlzeit:	Uhrzeit:	Menge:	Ich habe gegessen:	Warum habe ich gegessen:
Frühstück				
Mittagessen				
Abendessen				
Snacks				

Mein Trinkcheck (kreuzen Sie an, wie viel Sie getrunken haben. Ein Glas steht für 200 Milliliter.)

Tipp: hiervon 1,5–2,0 Liter

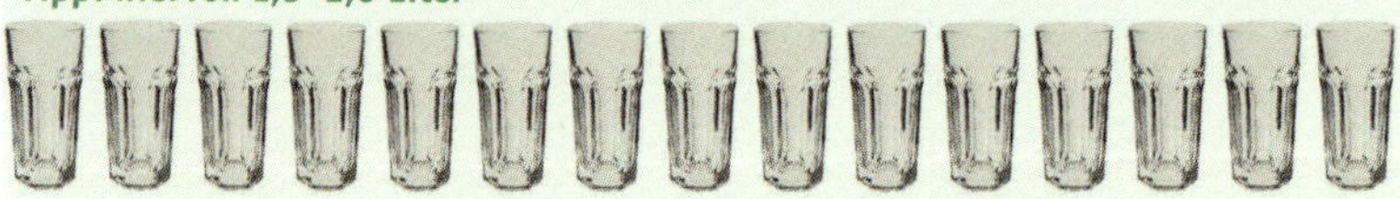

So viele **kalorienfreie Getränke** habe ich heute getrunken (zum Beispiel Wasser, Tee et cetera).

Gesamtmenge (Liter) an **kalorienfreien** Getränken: ___,___ Liter

Tipp: Je weniger, desto besser!

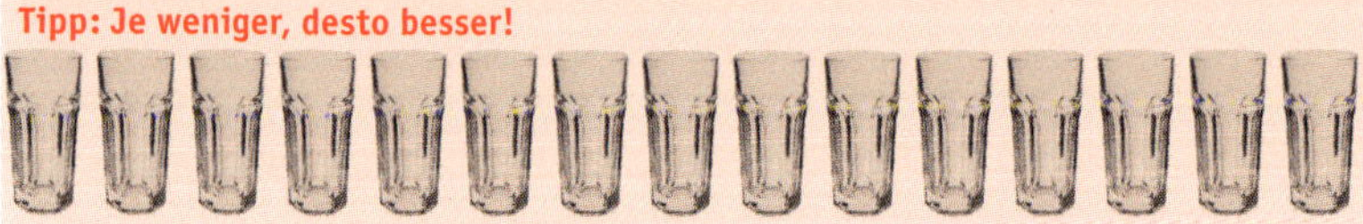

Weiterhin habe ich noch **kalorienhaltige Getränke** (Limonade, Säfte, Schorlen et cetera) zu mir genommen.

Gesamtmenge (Liter) an **kalorienhaltigen** Getränken: ___,___ Liter

Meine Tagesbewertung.

Das habe ich heute gut gemacht:

Das muss ich morgen besser machen:

BELOHNUNGSTAG.

Mein Belohnungstipp: Auf zum nächsten Tanz!

»Ich gehe für mein Leben gerne Tanzen. Bis zu meinem 16. Lebensjahr war ich in einem Tanzverein und habe an Wettkämpfen teilgenommen. Eine Verletzung zwang mich dazu, für ein paar Monate auszusetzen. In der Zeit habe ich aus Frust sehr viel zugenommen und bin deshalb nicht wieder zum Sport zurückgekehrt. Doch ich habe LOGI für mich entdeckt und damit bereits 13 Kilo abgenommen. Außerdem bewege ich mich wieder mehr. Aber am liebsten würde ich wieder tanzen. In den nächsten zwei Monaten möchte ich noch stark abnehmen und mich in einem Tanzverein anmelden. Darauf freue ich mich schon. Ich werde gut aussehen, schöne Kleider tragen und meinen neuen Körper spüren.«

Nina Schütte aus Buxtehude hat mit LOGI 13 Kilo abgenommen.

Besonders stolz bin ich, weil ich in dieser Woche Folgendes geschafft habe:

(Schreiben Sie hier auf, was Sie besonders gut gemacht haben. Zum Beispiel: »Ich habe es in dieser Woche geschafft, zwei Liter kalorienfreie Getränke pro Tag zu trinken« oder »Ich habe es in dieser Woche geschafft, jeden Tag Obst zu essen«.)

Dafür belohne ich mich mit:

(Was macht Ihnen Freude? Shoppen, ein Kino-, Konzert- oder Theaterbesuch, ein spannendes neues Buch, Massage oder Kosmetikbehandlung? Gönnen Sie es sich!)

MONTAG.

Datum: ____________

Mein Ernährungsprotokoll.

Mahlzeit:	Uhrzeit:	Menge:	Ich habe gegessen:	Warum habe ich gegessen:
Frühstück				
Mittagessen				
Abendessen				
Snacks				

Mein Trinkcheck (kreuzen Sie an, wie viel Sie getrunken haben. Ein Glas steht für 200 Milliliter.)

Tipp: hiervon 1,5–2,0 Liter

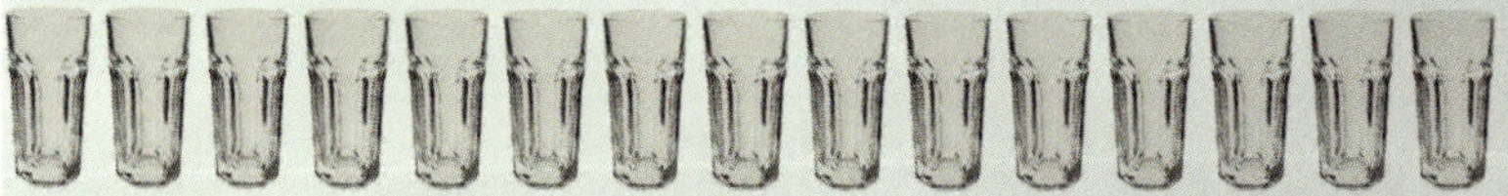

So viele **kalorienfreie Getränke** habe ich heute getrunken (zum Beispiel Wasser, Tee et cetera).

Gesamtmenge (Liter) an **kalorienfreien** Getränken: ___,___ Liter

Tipp: Je weniger, desto besser!

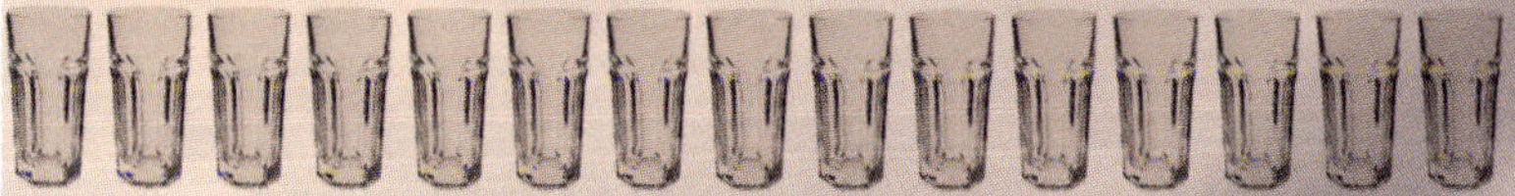

Weiterhin habe ich noch **kalorienhaltige Getränke** (Limonade, Säfte, Schorlen et cetera) zu mir genommen.

Gesamtmenge (Liter) an **kalorienhaltigen** Getränken: ___,___ Liter

Meine Tagesbewertung.

Das habe ich heute gut gemacht:

Das muss ich morgen besser machen:

LOGI-WOCHE 9.
ERNÄHRUNGSTAGEBUCH.

9. Woche. Endspurt mit Langzeitwirkung!

Wiegen Sie sich heute Morgen direkt nach dem Aufstehen. Um Messfehler zu vermeiden, sollten Sie sich immer auf dieselbe Waage stellen. Tragen Sie Ihr Gewicht in die Gewichtskurve auf Seite 13 ein. Messen Sie dann Ihren Taillenumfang und tragen Sie den Wert in die Tabelle »Entwicklung von BMI und Taillenumfang« auf Seite 7 ein.

Faktoren, die das Gewicht beeinflussen.

Das Alter und Ihr Gewicht.

Je älter wir werden, desto mehr Muskeln werden abgebaut. Der Muskelabbau beginnt bereits mit dem 20. Lebensjahr. Zehn Prozent der Muskelmasse sind bis zum 50. Lebensjahr verschwunden. Bis zum 70. Lebensjahr ist die Muskelmasse um bis zu 50 Prozent reduziert. Dadurch verbrauchen wir im Alter weniger Energie. Außerdem sind ältere Menschen oft nicht mehr so aktiv und vital. Wenn die Gelenke schmerzen, hat man eben weniger Lust auf Bewegung.

TIPP

Es gibt viele gelenkschonende Alternativen, damit Sie sich auch im Alter fit halten können. Nordic Walking, Radfahren, Schwimmen, Tanzen, Gymnastik oder Wandern sind Möglichkeiten, die mehr Bewegung in den Alltag bringen.

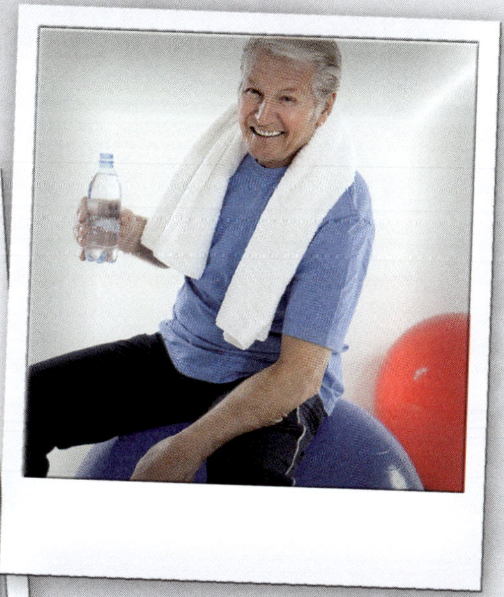

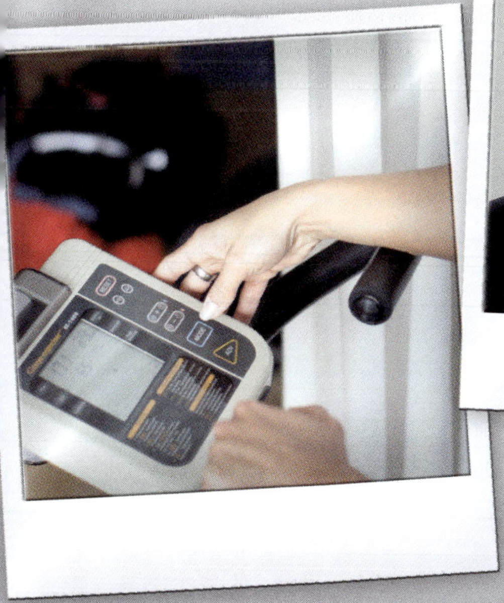

DIENSTAG.

Datum: ______________

Mein Ernährungsprotokoll.

Mahlzeit:	Uhrzeit:	Menge:	Ich habe gegessen:	Warum habe ich gegessen:
Frühstück				
Mittagessen				
Abendessen				
Snacks				

Mein Trinkcheck (kreuzen Sie an, wie viel Sie getrunken haben. Ein Glas steht für 200 Milliliter.)

Tipp: hiervon 1,5–2,0 Liter

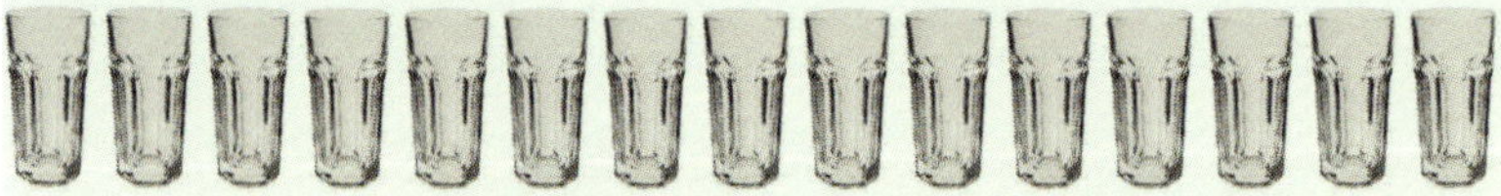

So viele **kalorienfreie Getränke** habe ich heute getrunken (zum Beispiel Wasser, Tee et cetera).

Gesamtmenge (Liter) an **kalorienfreien** Getränken: ___,___ Liter

Tipp: Je weniger, desto besser!

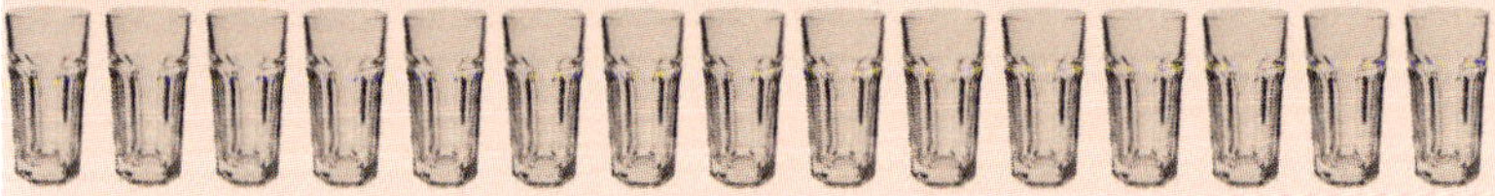

Weiterhin habe ich noch **kalorienhaltige Getränke** (Limonade, Säfte, Schorlen et cetera) zu mir genommen.

Gesamtmenge (Liter) an **kalorienhaltigen** Getränken: ___,___ Liter

Meine Tagesbewertung.

Das habe ich heute gut gemacht: ______________

Das muss ich morgen besser machen: ______________

LOGI-WOCHE 9. ERNÄHRUNGSTAGEBUCH.

Alkohol und der Einfluss auf das Gewicht.

Alkohol ist nach Fett der energiereichste »Nährstoff«. Er liefert leere Kalorien, die der Körper nicht speichern kann, deswegen muss Alkohol auch immer vor den anderen Nährstoffen abgebaut werden. Beim Abnehmen sollte Alkohol nur in Maßen genossen werden, da er neben dem hohen Kaloriengehalt appetitanregend wirkt. Verzichten Sie deshalb auf den Aperitif. Genießen ein Gläschen Alkohol lieber zum Essen. Das bringt den Blutzucker nicht so stark in Wallung und Sie nicht so schnell wieder an den Kühlschrank.

Alkohol in Maßen hat gesundheitsfördernde Effekte.

In über 60 Studien weltweit wurde festgestellt, dass Männer, die gelegentlich und sparsam 20 bis 40 Gramm Alkohol – das sind ein bis zwei Gläser Wein – getrunken hatten, seltener einen Herz- oder Hirninfarkt erlitten als Personen, die überhaupt keinen Alkohol tranken. Als herzschützend wird dabei die senkende Wirkung des Alkohols auf das schädliche LDL-Cholesterin und eine anhebende auf das günstige HDL-Cholesterin gewertet. Besonders Wein soll aufgrund seines hohen Gehalts an natürlichen pflanzlichen Inhaltsstoffen, den sogenannten Polyphenolen, wie ein Schutzschild vor Herz-Kreislauf-Krankheiten und bestimmten Krebsarten wirken. Gesichert scheint diese Wirkung bei Leukämie, Lungen- und Brustkrebs zu sein. Außerdem erhöht Alkohol die Insulinempflindlichkeit (Sensitivität).

Achtung: Bei zu viel Alkohol schwenkt der Zeiger allerdings um und zwar zu einer erhöhten Sterblichkeit, etwa durch diverse Krebsformen, die durch Alkohol begünstigt werden.

MITTWOCH.

Datum: ____________

Mein Ernährungsprotokoll.

Mahlzeit:	Uhrzeit:	Menge:	Ich habe gegessen:	Warum habe ich gegessen:
Frühstück				
Mittagessen				
Abendessen				
Snacks				

Mein Trinkcheck (kreuzen Sie an, wie viel Sie getrunken haben. Ein Glas steht für 200 Milliliter.)

Tipp: hiervon 1,5–2,0 Liter

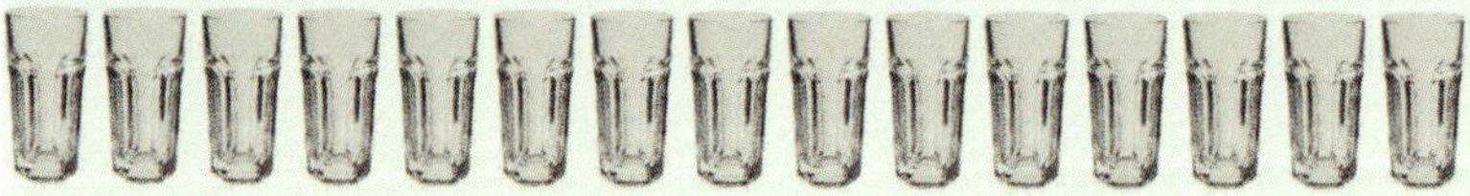

So viele **kalorienfreie Getränke** habe ich heute getrunken (zum Beispiel Wasser, Tee et cetera).

Gesamtmenge (Liter) an **kalorienfreien** Getränken: ___,___ Liter

Tipp: Je weniger, desto besser!

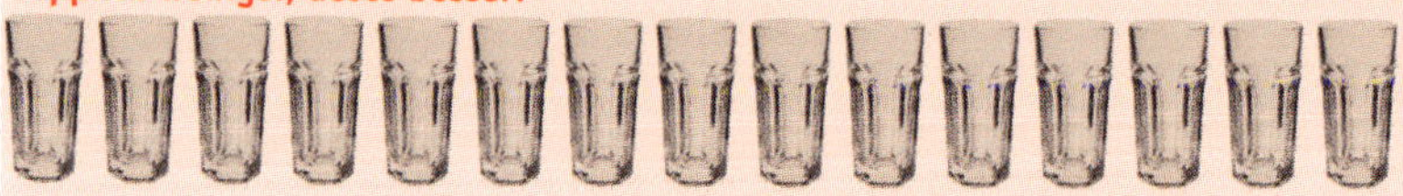

Weiterhin habe ich noch **kalorienhaltige Getränke** (Limonade, Säfte, Schorlen et cetera) zu mir genommen.

Gesamtmenge (Liter) an **kalorienhaltigen** Getränken: ___,___ Liter

Meine Tagesbewertung.

Das habe ich heute gut gemacht:	
Das muss ich morgen besser machen:	

LOGI-WOCHE 9.
ERNÄHRUNGSTAGEBUCH.

Ein Schnäpschen nach dem Essen verbrennt Fett!

Schön wär´s. Ist aber nicht so. Der Schnaps hilft, wenn ein fettreiches Essen schwer im Magen liegt. Er ist also verdauungsfördernd, das heißt er hilft, das aufgenommene Nahrungsfett besser zu spalten. Dies geschieht im Verdauungstrakt. Die Fettverbrennung dagegen findet in der Zelle statt und wird durch Alkohol nicht angeregt.

Vorsicht vor dem Aperitif!

Das Wort Aperitif kommt aus dem Lateinischen »apperire«, was so viel heißt wie »öffnen«. Der Aperitif öffnet also den Magen und erzeugt Appetit. Das hängt damit zusammen, dass er zum einen die Bildung der Magensäure anregt und zum anderen eine blutzuckersenkende Wirkung besitzt.

Beides macht hungrig und Lust auf mehr. Von daher sollten Sie, um ein »Mehressen« zu vermeiden, auf den Aperitif lieber verzichten. Stattdessen empfehlen wir Ihnen eine Suppe vorweg zu essen, diese hat im Gegensatz dazu eine sättigende Wirkung.

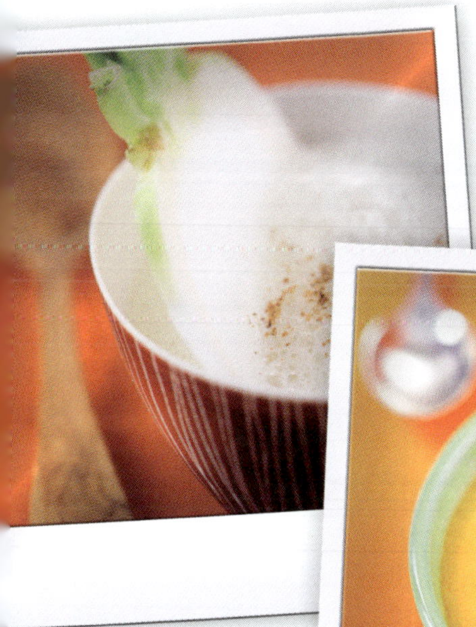

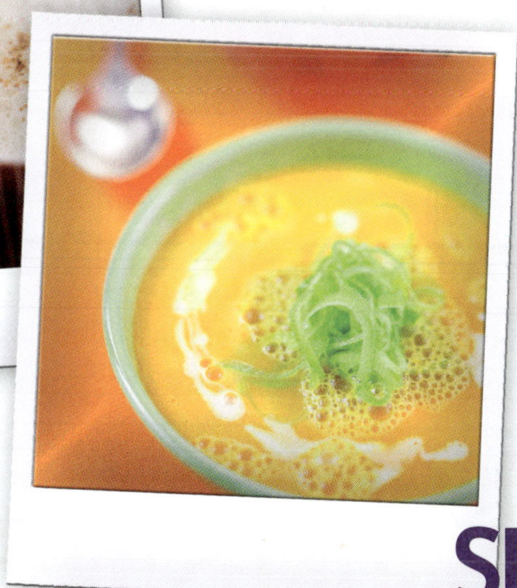

DONNERSTAG.

Datum:

Mein Ernährungsprotokoll.

Mahlzeit:	Uhrzeit:	Menge:	Ich habe gegessen:	Warum habe ich gegessen:
Frühstück				
Mittagessen				
Abendessen				
Snacks				

Mein Trinkcheck (kreuzen Sie an, wie viel Sie getrunken haben. Ein Glas steht für 200 Milliliter.)

Tipp: hiervon 1,5–2,0 Liter

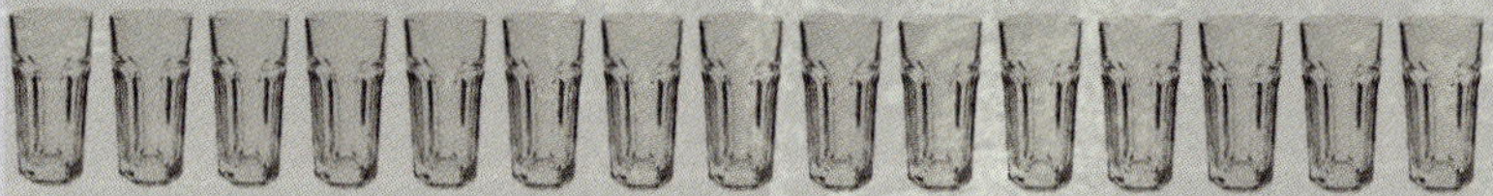

So viele **kalorienfreie Getränke** habe ich heute getrunken (zum Beispiel Wasser, Tee et cetera).

Gesamtmenge (Liter) an **kalorienfreien** Getränken: ___,___ Liter

Tipp: Je weniger, desto besser!

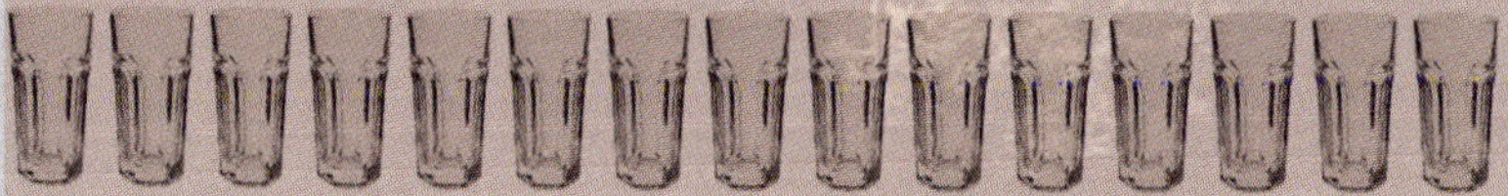

Weiterhin habe ich noch **kalorienhaltige Getränke** (Limonade, Säfte, Schorlen et cetera) zu mir genommen.

Gesamtmenge (Liter) an **kalorienhaltigen** Getränken: ___,___ Liter

Meine Tagesbewertung.

Das habe ich heute gut gemacht:

Das muss ich morgen besser machen:

LOGI-WOCHE 9. ERNÄHRUNGSTAGEBUCH.

MOTIVATIONSTAG.

Mehr Fitness, mehr Leistung!

Merken Sie es schon? Sie haben abgenommen und sind beim Treppensteigen nicht so aus der Puste? Mit dem Fahrrad kommen Sie besser den Berg hoch, und die Gartenarbeit fällt Ihnen einfacher? Ihre Freunde planen einen sportlichen Urlaub, und Sie sind mit dabei? Ein tolles Gefühl, denn mit weniger Gewicht ist man fitter. Man kann sich wieder mehr und besser bewegen, das kommt Ihrer Gesundheit zugute. Suchen Sie sich ein sportliches Ziel, das motiviert.

Motivation für Ihre Fitness:

- Treppen steigen ohne schnaufen
- Radtour in den Bergen
- Bergwanderung
- Schnelles Walken à 30 Minuten
- Intervalltraining, zum Beispiel Laufen, Schwimmen
- Weniger Gelenkschmerzen bei der Gartenarbeit

Mein Motivationstipp: Ein sportliches Ziel setzen.

»Mit meinem Gewicht von 140 Kilo kam ich eigentlich immer klar. Bei meinen Freizeitaktivitäten Wandern und Bergsteigen erreichte ich immer das Ziel in der angegebenen Zeit. Somit sah ich eigentlich keinen Grund abzunehmen. Doch dann setzte ich mir in den Kopf, die Alpen zu überqueren. Das setzte jedoch eine sehr gute Grundkondition voraus. Mir wurde klar, dass ich diese mit weniger Gewicht schneller aufbauen würde. Und somit war mein neues sportliches Ziel auch schon definiert: Ich will die Alpen überqueren – dafür muss ich abnehmen. Ich aß weniger Kohlenhydrate, trieb täglich Sport (Schwimmen oder Radfahren) und nahm so pro Woche zwei Kilo ab. Für mein sportliches 'Unternehmen Alpenwanderung' ließ ich mich ärztlich checken. Der Arzt war zufrieden mit mir. Mit 40 Kilo weniger auf den Rippen konnte ich meine Tour starten. Ich habe es geschafft, und es war ein traumhaftes Erlebnis. Die Mühe hat sich gelohnt. Ich bin auch weiterhin schlank geblieben, Sport fällt mir so viel einfacher, und ich fühle mich ganz einfach besser.«

Thomas Pfister aus Villingendorf hat 40 Kilo abgenommen.

FREITAG.

Datum: ____________________

Mein Ernährungsprotokoll.

Mahlzeit:	Uhrzeit:	Menge:	Ich habe gegessen:	Warum habe ich gegessen:
Frühstück				
Mittagessen				
Abendessen				
Snacks				

Mein Trinkcheck (kreuzen Sie an, wie viel Sie getrunken haben. Ein Glas steht für 200 Milliliter.)

Tipp: hiervon 1,5–2,0 Liter

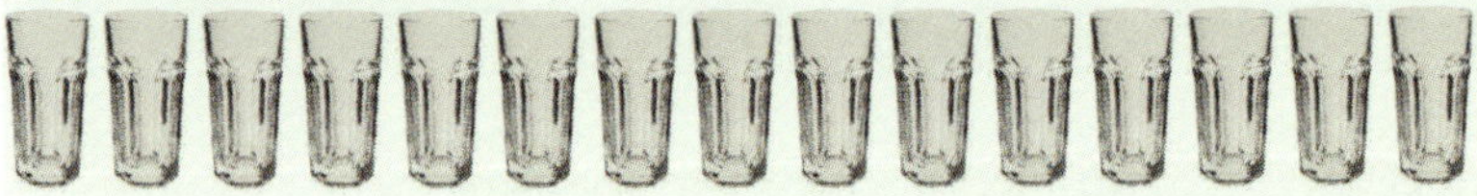

So viele **kalorienfreie Getränke** habe ich heute getrunken (zum Beispiel Wasser, Tee et cetera).

Gesamtmenge (Liter) an **kalorienfreien** Getränken: ___,___ Liter

Tipp: Je weniger, desto besser!

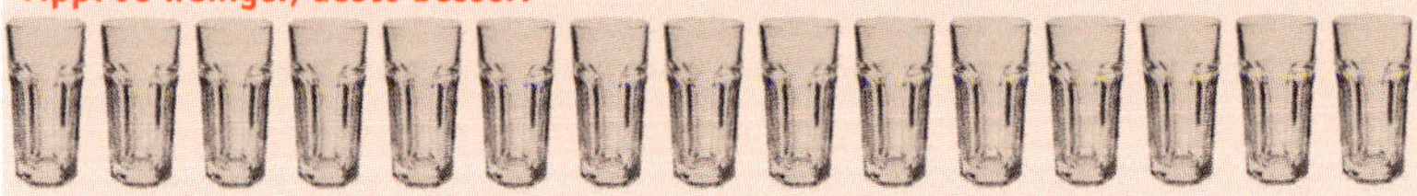

Weiterhin habe ich noch **kalorienhaltige Getränke** (Limonade, Säfte, Schorlen et cetera) zu mir genommen.

Gesamtmenge (Liter) an **kalorienhaltigen** Getränken: ___,___ Liter

Meine Tagesbewertung.

Das habe ich heute gut gemacht: ____________________

Das muss ich morgen besser machen: ____________________

LOGIsch essen im Restaurant – die Profi-Tipps.

Sie wollen gerne mal gemütlich essen gehen, sind sich aber unsicher, was Sie nach LOGI im Restaurant essen können?

Keine Angst – LOGI können Sie überall umsetzen. Befolgen Sie nur folgende Tipps:

- Lassen Sie Brotkörbe direkt wieder zurückgehen.
- Bestellen Sie Sättigungsbeilagen wie Kartoffeln, Reis oder Nudeln ab.
- Bestellen Sie dafür eine Portion Gemüse oder Salat mehr.
- Essen Sie sich an Gemüse und Salat satt.
- Haben Sie keine Angst vor dem Dressing. Gehen Sie großzügig mit Olivenöl oder Rapsöl um. Verwenden Sie Essig, das hilft, den Blutzucker nach dem Essen zu senken.
- Bestellen Sie als Eiweißkomponente mageres Fleisch wie Pute, Steak oder Rinderfilet. Oder greifen Sie zu Fisch, gebraten oder gegrillt. Denken Sie daran: lieber nicht paniert.
- Wenn Sie ein Glas Wein genießen wollen, dann zum Essen.
- Verzichten Sie auf zuckerhaltige Süßspeisen. Beim Italiener können Sie auch Käse mit Weintrauben bestellen. Trinken Sie dazu einen Cappuccino.
- Trinken Sie Wasser über den Abend verteilt.

Und was ist mit Alkohol?

- Trinken Sie zum Alkohol immer Wasser, so behalten Sie einen klaren Kopf.
- Wein oder ein Bier sind Hochprozentigem unbedingt vorzuziehen.
- Verdünnen Sie Wein zu einer Weinschorle.
- Trinken Sie sowohl Wein als auch Bier aus kleinen, vollen Gläsern. Das befriedigt das Auge mehr als große, nicht ganz gefüllte Gläser.
- Verzichten Sie auf Aperitifs oder Digestifs.
- Wenn Sie Alkohol trinken, dann zu einer Mahlzeit.

SAMSTAG.

Datum:

Mein Ernährungsprotokoll.

Mahlzeit:	Uhrzeit:	Menge:	Ich habe gegessen:	Warum habe ich gegessen:
Frühstück				
Mittagessen				
Abendessen				
Snacks				

Mein Trinkcheck (kreuzen Sie an, wie viel Sie getrunken haben. Ein Glas steht für 200 Milliliter.)

Tipp: hiervon 1,5–2,0 Liter

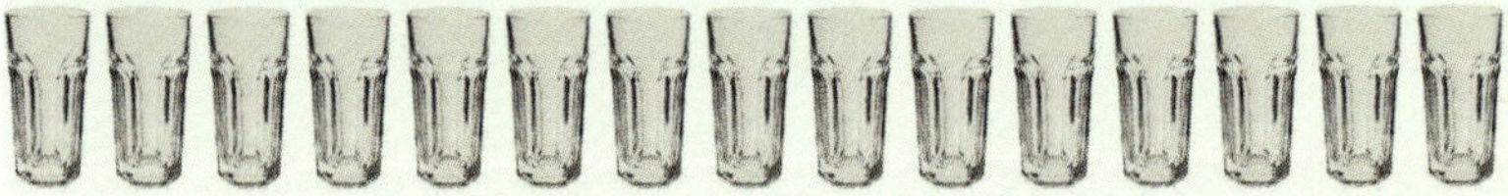

So viele **kalorienfreie Getränke** habe ich heute getrunken (zum Beispiel Wasser, Tee et cetera).

Gesamtmenge (Liter) an **kalorienfreien** Getränken: ___,___ Liter

Tipp: Je weniger, desto besser!

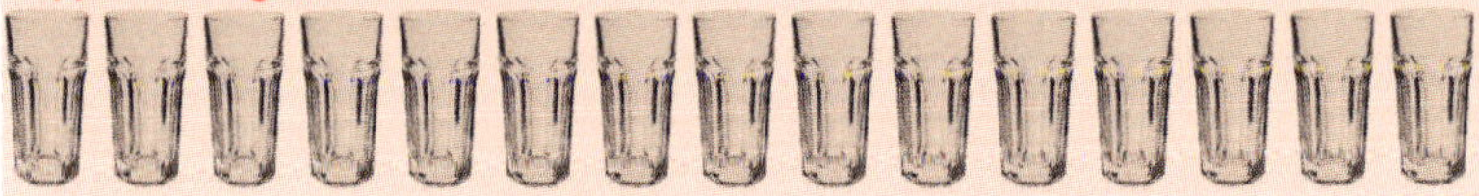

Weiterhin habe ich noch **kalorienhaltige Getränke** (Limonade, Säfte, Schorlen et cetera) zu mir genommen.

Gesamtmenge (Liter) an **kalorienhaltigen** Getränken: ___,___ Liter

Meine Tagesbewertung.

Das habe ich heute gut gemacht:

Das muss ich morgen besser machen:

Bewegung ist überall möglich: Übungen im Büro oder Arbeitszimmer (2).

Schenkelspreizen: Sie sitzen und Ihre Füße stehen schulterbreit auseinander auf dem Boden. Legen Sie nun die rechte Hand von außen ans rechte Knie und die linke Hand von außen ans linke Knie. Drücken Sie die Knie nach außen, mit den Händen halten Sie dagegen. Halten Sie die Spannung für etwa 30 Sekunden – anschließend entspannen Sie und wiederholen die Übung mehrmals.

Bewegungscheckliste Woche 9:

Bewegungseinheit	Mo	Di	Mi	Do	Fr	Sa	So
Spazieren gehen	☐☐ ☐☐	☐☐ ☐☐	☐☐ ☐☐	☐☐ ☐☐	☐☐ ☐☐	☐☐ ☐☐	☐☐ ☐☐
Ausdauersport, zum Beispiel Walken, Laufen, Radfahren, Schwimmen	☐☐ ☐☐	☐☐ ☐☐	☐☐ ☐☐	☐☐ ☐☐	☐☐ ☐☐	☐☐ ☐☐	☐☐ ☐☐
Kraftsport, zum Beispiel im Fitnessstudio, Tempotraining	☐☐ ☐☐	☐☐ ☐☐	☐☐ ☐☐	☐☐ ☐☐	☐☐ ☐☐	☐☐ ☐☐	☐☐ ☐☐
Spielsport, zum Beispiel Fußball, Handball, Squash	☐☐ ☐☐	☐☐ ☐☐	☐☐ ☐☐	☐☐ ☐☐	☐☐ ☐☐	☐☐ ☐☐	☐☐ ☐☐
Kräftigungsübungen, zum Beispiel Pilates, Gymnastik	☐☐ ☐☐	☐☐ ☐☐	☐☐ ☐☐	☐☐ ☐☐	☐☐ ☐☐	☐☐ ☐☐	☐☐ ☐☐
Sonstiges, zum Beispiel Gartenarbeit	☐☐ ☐☐	☐☐ ☐☐	☐☐ ☐☐	☐☐ ☐☐	☐☐ ☐☐	☐☐ ☐☐	☐☐ ☐☐

Bitte machen Sie pro Bewegungseinheit von 30 Minuten ein Kreuz in einem der entsprechenden Kästchen.
Ein Kästchen = 30 Minuten Bewegungseinheit. 4 Kästchen = 4 x 30 Minuten Bewegungseinheit.
Empfehlung: In einer Woche sollten Sie mindestens vier Kreuze geschafft haben. Achten Sie bitte darauf, dass Sie Abwechslung in die Bewegungsarten (mal Ausdauer, mal Kräftigungsübungen) bringen.

SONNTAG.

Datum: ____________

Mein Ernährungsprotokoll.

Mahlzeit:	Uhrzeit:	Menge:	Ich habe gegessen:	Warum habe ich gegessen:
Frühstück				
Mittagessen				
Abendessen				
Snacks				

Mein Trinkcheck (kreuzen Sie an, wie viel Sie getrunken haben. Ein Glas steht für 200 Milliliter.)

Tipp: hiervon 1,5–2,0 Liter

So viele **kalorienfreie Getränke** habe ich heute getrunken (zum Beispiel Wasser, Tee et cetera).

Gesamtmenge (Liter) an **kalorienfreien** Getränken: ___,___ Liter

Tipp: Je weniger, desto besser!

Weiterhin habe ich noch **kalorienhaltige Getränke** (Limonade, Säfte, Schorlen et cetera) zu mir genommen.

Gesamtmenge (Liter) an **kalorienhaltigen** Getränken: ___,___ Liter

Meine Tagesbewertung.

Das habe ich heute gut gemacht:

Das muss ich morgen besser machen:

LOGI-WOCHE 9.
ERNÄHRUNGSTAGEBUCH.

BELOHNUNGSTAG.

Mein Belohnungstipp: Ich belohne mich mit Gesundheit.

»Schon in jungen Jahren waren bei mir die Harnsäure-, (verursachen Gicht), und meine Blutfettwerte (Triglyzeride) zu hoch. Durch die LOGI-Ernährung ist mein Harnsäurewert von 8,9 mg/dl auf 4,8 mg/dl gefallen.

Bei Männern sollte der Wert unter 7,0 mg/dl liegen. Die Triglyzeride haben sich ebenso im gesunden Bereich von 280 mg/dl auf 105 mg/dl eingependelt. Der Normalwert liegt unter 200 mg/dl. Während der einjährigen Abnehmphase habe ich regelmäßig mein Blut untersuchen lassen. Meine Blutwerte verbesserten sich von Mal zu Mal.«

Andreas Schmidt aus Schackendorf hat mit LOGI 33 Kilo abgenommen.

Besonders stolz bin ich, weil ich in dieser Woche Folgendes geschafft habe:

(Schreiben Sie hier auf, was Sie besonders gut gemacht haben. Zum Beispiel: »Ich habe es in dieser Woche geschafft, zwei Liter kalorienfreie Getränke pro Tag zu trinken« oder »Ich habe es in dieser Woche geschafft, jeden Tag Obst zu essen«.)

Dafür belohne ich mich mit:

(Was macht Ihnen Freude? Shoppen, ein Kino-, Konzert- oder Theaterbesuch, ein spannendes neues Buch, Massage oder Kosmetikbehandlung? Gönnen Sie es sich!)

MONTAG.

Datum: ____________________

Mein Ernährungsprotokoll.

Mahlzeit:	Uhrzeit:	Menge:	Ich habe gegessen:	Warum habe ich gegessen:
Frühstück				
Mittagessen				
Abendessen				
Snacks				

Mein Trinkcheck (kreuzen Sie an, wie viel Sie getrunken haben. Ein Glas steht für 200 Milliliter.)

Tipp: hiervon 1,5–2,0 Liter

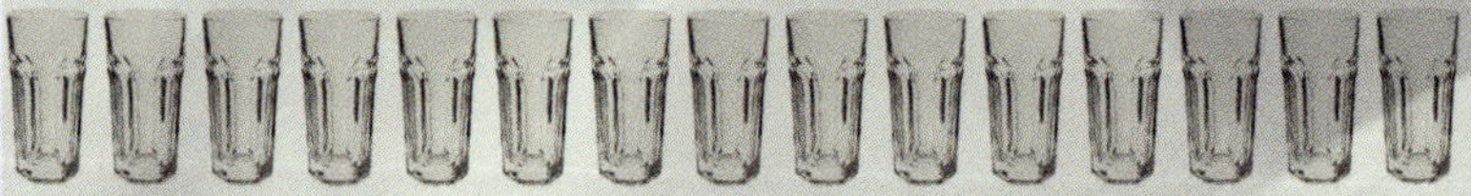

So viele **kalorienfreie Getränke** habe ich heute getrunken (zum Beispiel Wasser, Tee et cetera).

Gesamtmenge (Liter) an **kalorienfreien** Getränken: ___,___ Liter

Tipp: Je weniger, desto besser!

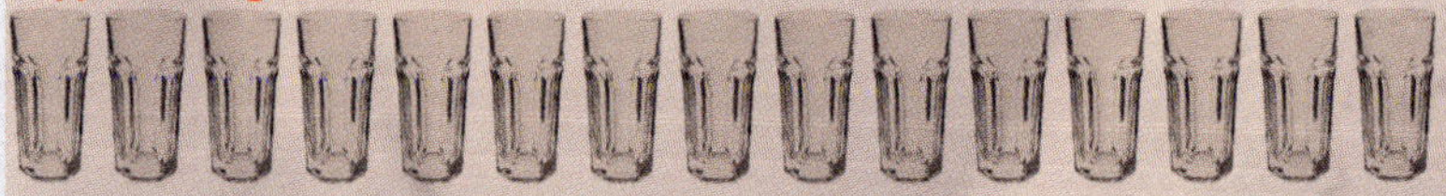

Weiterhin habe ich noch **kalorienhaltige Getränke** (Limonade, Säfte, Schorlen et cetera) zu mir genommen.

Gesamtmenge (Liter) an **kalorienhaltigen** Getränken: ___,___ Liter

Meine Tagesbewertung.

Das habe ich heute gut gemacht:

Das muss ich morgen besser machen:

LOGI-WOCHE 10.
ERNÄHRUNGSTAGEBUCH.

WIEGETAG.

10. Woche. LOGI forever! Genießen Sie Ihren Erfolg, aber bleiben Sie am Ball!

Heute ist Ihr letzter Wiege- und Messtag! Tragen Sie Ihr Gewicht in die Gewichtskurve auf Seite 13 ein. Messen Sie dann Ihren Taillenumfang und tragen Sie den Wert in die Tabelle »Entwicklung von BMI und Taillenumfang« auf Seite 7 ein. Verbinden Sie die Punkte in der Gewichtstabelle zu einer Kurve.

Faktoren, die Ihr Gewicht beeinflussen.

Wassereinlagerung.

Kennen Sie das? Morgens steigen Sie auf die Waage und haben plötzlich ein Kilo mehr auf der Waage. Kein Grund zur Panik. Sie können nicht von heute auf morgen ein Kilo pures Fettgewebe zunehmen. Um das zu erreichen, müssten Sie sich nämlich einen Kalorienüberschuss von 7.000 Kalorien (das entspricht einem Kilo Fettgewebe) anfuttern. Das ist ziemlich viel, und bei einem normalen Essverhalten eher unrealistisch. Meistens gibt es allerdings noch ganz andere Ursachen dafür. Wassereinlagerungen können eine Rolle spielen. Viele Menschen lagern zum Beispiel Wasser ein, wenn Sie Alkohol trinken, zu süß oder salzig essen. Insbesondere bei Frauen hat auch die Menstruation einen Einfluss auf das Gewicht. Eine Gewichtszunahme bis zu drei Kilo ist nicht ungewöhnlich – aber wie gesagt, meistens nur Wasser!

TIPP *Essen Sie Obst, Pilze, Salat und Gemüse wie Spargel, Broccoli oder Kohl. Diese Lebensmittel sind kaliumreich und helfen »überflüssiges« Wasser auszuscheiden.*

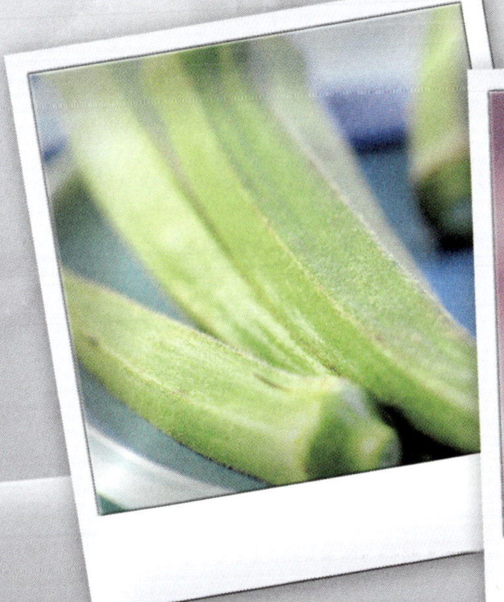

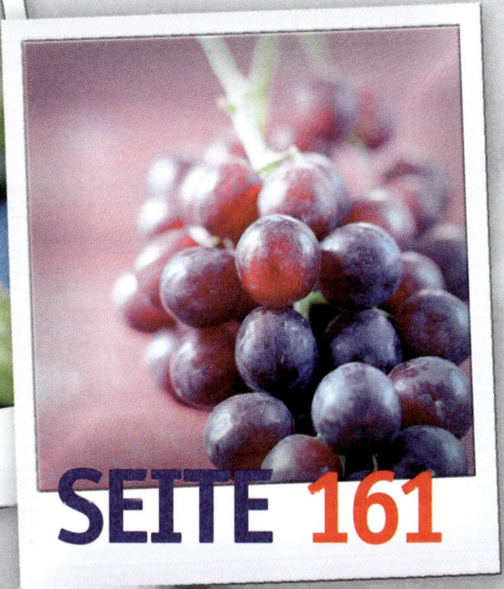

DIENSTAG.

Datum: ____________

Mein Ernährungsprotokoll.

Mahlzeit:	Uhrzeit:	Menge:	Ich habe gegessen:	Warum habe ich gegessen:
Frühstück				
Mittagessen				
Abendessen				
Snacks				

Mein Trinkcheck (kreuzen Sie an, wie viel Sie getrunken haben. Ein Glas steht für 200 Milliliter.)

Tipp: hiervon 1,5–2,0 Liter

So viele **kalorienfreie Getränke** habe ich heute getrunken (zum Beispiel Wasser, Tee et cetera).

Gesamtmenge (Liter) an **kalorienfreien** Getränken: ___,___ Liter

Tipp: Je weniger, desto besser!

Weiterhin habe ich noch **kalorienhaltige Getränke** (Limonade, Säfte, Schorlen et cetera) zu mir genommen.

Gesamtmenge (Liter) an **kalorienhaltigen** Getränken: ___,___ Liter

Meine Tagesbewertung.

Das habe ich heute gut gemacht:

Das muss ich morgen besser machen:

LOGI-WOCHE 10.
ERNÄHRUNGSTAGEBUCH.

WISSENSTAG.

Am Ball bleiben für einen langfristigen Erfolg!

Herzlichen Glückwunsch. Sie haben gut durchgehalten. Machen Sie weiter so. Wichtig ist, dass Sie am Ball bleiben und Ihre neuen Essgewohnheiten festigen. Nur so werden Sie den Erfolg auch langfristig halten.

Denken Sie daran, dass durch eine Gewichtsreduktion Fettzellen an Volumen abnehmen. Sie verschwinden jedoch nicht. Im Gegenteil, sie besitzen eine Art Gedächtnis und streben immer einen prall gefüllten Zustand an. Umso wichtiger ist eine Ernährung, die Ihnen Spaß macht und schmeckt.

Mit LOGI haben Sie eine gute Wahl getroffen, denn LOGI schmeckt, macht satt, arbeitet nicht mit strengen Verboten, ist überall umsetzbar und versorgt Sie ausreichend mit den wichtigsten Vitaminen und Mineralstoffen.

Mit LOGI können Sie Ihre hungrigen Fettzellen austricksen und dem Jo-Jo-Effekt den Rücken zukehren!

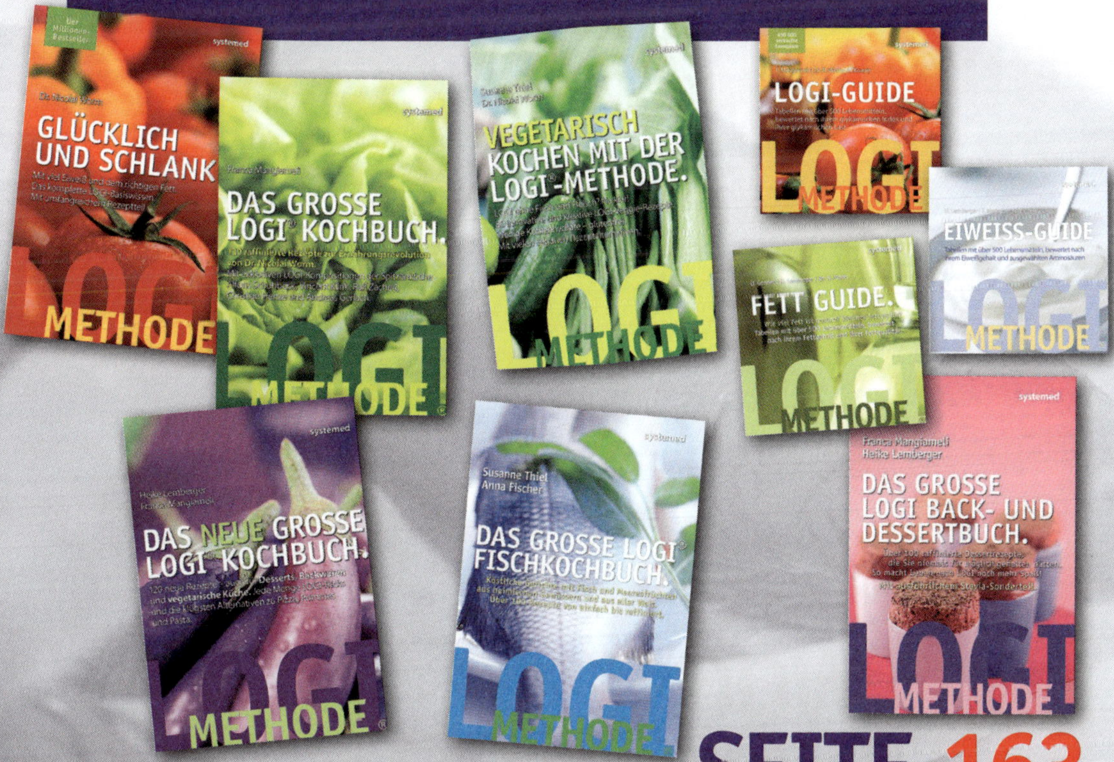

MITTWOCH.

Datum: ____________

Mein Ernährungsprotokoll.

Mahlzeit:	Uhrzeit:	Menge:	Ich habe gegessen:	Warum habe ich gegessen:
Frühstück				
Mittagessen				
Abendessen				
Snacks				

Mein Trinkcheck (kreuzen Sie an, wie viel Sie getrunken haben. Ein Glas steht für 200 Milliliter.)

Tipp: hiervon 1,5–2,0 Liter

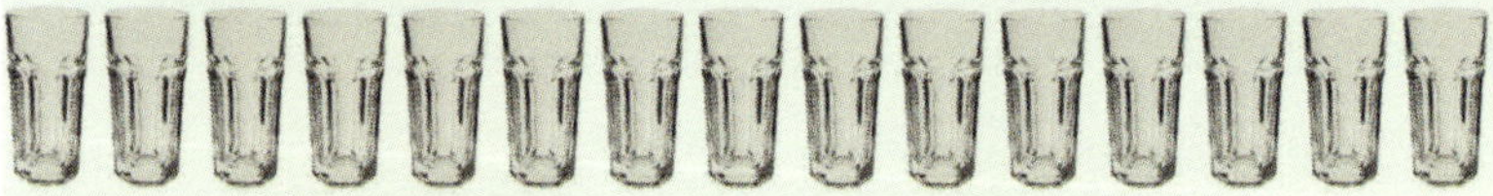

So viele **kalorienfreie Getränke** habe ich heute getrunken (zum Beispiel Wasser, Tee et cetera).

Gesamtmenge (Liter) an **kalorienfreien** Getränken: ___,___ Liter

Tipp: Je weniger, desto besser!

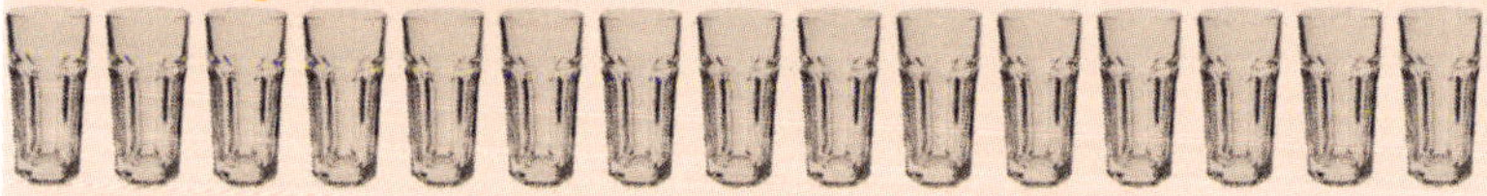

Weiterhin habe ich noch **kalorienhaltige Getränke** (Limonade, Säfte, Schorlen et cetera) zu mir genommen.

Gesamtmenge (Liter) an **kalorienhaltigen** Getränken: ___,___ Liter

Meine Tagesbewertung.

Das habe ich heute gut gemacht: ____________

Das muss ich morgen besser machen: ____________

LOGI-WOCHE 10.
ERNÄHRUNGSTAGEBUCH.

LOGI nur eine Trenddiät.

Dr. Nicolai Worm, Ernährungswissenschaftler und Gründer der LOGI-Methode: »Falsch! LOGI ist keine Diät, sondern eine gesunde und schmackhafte Dauerernährung. Und sie ist kein Trend, sondern eine Ernährung, die einer 'natürlichen' Ernährung des Menschen, mit der er sich über Millionen Jahre in der Evolution entwickelt hat, sehr viel näher ist, als das, was man uns in den letzten Jahrzehnten empfohlen hat. Selbst international anerkannte Institutionen bestätigen, dass eine kohlenhydratreduzierte Kost wie LOGI nicht nur effektiver zum Abnehmen ist, sondern auch die Blutfette und das Blutzuckerprofil und viele andere Risikofaktoren verbessert – und das selbst dann, wenn man nicht oder nur wenig abnimmt.«

Ulrike Gonder, Ernährungswissenschaftlerin, freie Wissenschaftsjournalistin und Buchautorin aus Hünstetten (Taunus): »Essen nach der LOGI-Methode schmeckt nicht nur gut und versorgt den Körper reichlich mit Nährstoffen, es ist auch eine gute Möglichkeit, Krebs vorzubeugen. Seit den 90er Jahren zeichnete sich ab, dass auch bei der Krebsentstehung das Hormon Insulin eine Schlüsselstellung einnimmt. Hohe Insulinspiegel im Blut fördern nicht nur Übergewicht, sondern auch das Tumorwachstum. Essen nach LOGI sorgt für niedrige Insulinspiegel und trägt so zur Krebsvorbeugung bei.«

Prof. Dr. med. Michael Ludwig, Endokrinologikum Hamburg, Zentrum für Hormon- und Stoffwechselerkrankungen: »Die meisten Frauen mit einem PCO-Syndrom (Polyzystischen Ovarien Syndrom) haben eine Insulinresistenz. Etwa zwei von drei dieser Frauen haben zusätzlich Probleme mit ihrem Körpergewicht. Da die Insulinresistenz die treibende Kraft hinter dem Problem ist, besteht ein wesentlicher Therapieansatz in der Ernährungsberatung. Wir beraten in unserer Praxis daher im Sinne von LOGI, um einerseits die Insulinresistenz zu bekämpfen und andererseits das Gewicht zu reduzieren. Mit LOGI nehmen viele dieser Frauen erstmalig in ihrem Leben konsequent und dauerhaft ab. Die Fettstoffwechselwerte verbessern sich, und die Menstruation tritt bei vielen wieder regelmäßig ein.«

Prof. Dr. Dr. Andreas Pfützner, Geschäftsführer Forschung und Entwicklung IKFE – Institut für klinische Forschung und Entwicklung, Mainz: »Gerade beim Typ-2-Diabetes-mellitus ist die LOGI-Ernährung zu empfehlen! Es sind ja insbesondere die Kohlenhydrate in der Nahrung, die die Insulinproduktion in der Bauchspeicheldrüse ankurbeln. Beim Typ-2-Diabetes ist eine Schonung der insulinproduzierenden Zellen ein wichtiges Ziel, und klinische Studien haben bereits gezeigt, dass die LOGI-Ernährung anderen Kostformen bei diesem Therapieziel eindeutig überlegen ist.«

DONNERSTAG.

Datum: ____________

Mein Ernährungsprotokoll.

Mahlzeit:	Uhrzeit:	Menge:	Ich habe gegessen:	Warum habe ich gegessen:
Frühstück				
Mittagessen				
Abendessen				
Snacks				

Mein Trinkcheck (kreuzen Sie an, wie viel Sie getrunken haben. Ein Glas steht für 200 Milliliter.)

Tipp: hiervon 1,5–2,0 Liter

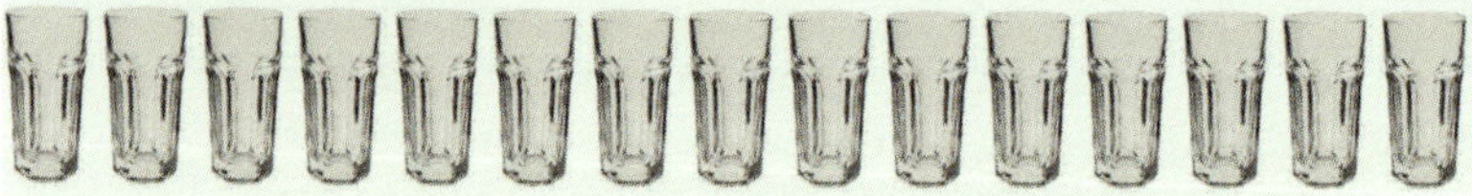

So viele **kalorienfreie Getränke** habe ich heute getrunken (zum Beispiel Wasser, Tee et cetera).

Gesamtmenge (Liter) an **kalorienfreien** Getränken: ___,___ Liter

Tipp: Je weniger, desto besser!

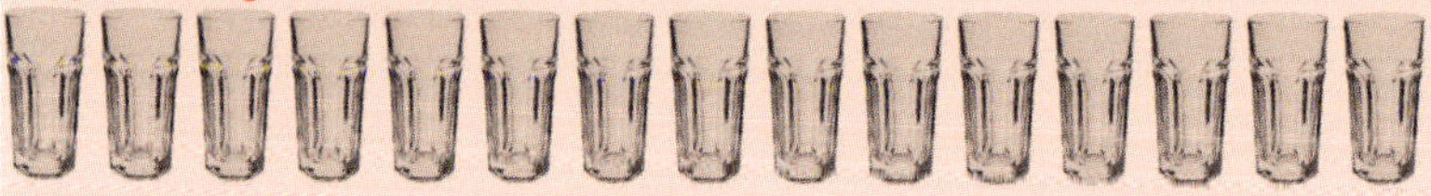

Weiterhin habe ich noch **kalorienhaltige Getränke** (Limonade, Säfte, Schorlen et cetera) zu mir genommen.

Gesamtmenge (Liter) an **kalorienhaltigen** Getränken: ___,___ Liter

Meine Tagesbewertung.

Das habe ich heute gut gemacht: ____________

Das muss ich morgen besser machen: ____________

MOTIVATIONSTAG.

Unser Motivationstipp: Erfolge sichtbar machen!

»Jeder Erfolg, den wir in der Abnehmgruppe zu verzeichnen haben, wird visualisiert. Wir machen Fotos von Butterpäckchen – eine Packung Butter entspricht 250 Gramm Fett. Bei einem Gewichtsverlust von 500 Gramm stapeln wir zwei Butterpäckchen und machen ein Foto. Das Bild kommt dann an den Kühlschrank, und je mehr Bilder wir haben, desto motivierter sind wir. Bei größeren Gewichtsabnahmen stapeln wir statt Butter Milchkartons oder Wasserflaschen. Das ist dann schon sehr beeindruckend. Unsere Gruppenbeste hat 80 Kilo abgenommen. Bei einer Größe von 1,60 Meter wiegt sie nun um die 75 Kilo. Ein erstaunliches Ergebnis, denn sie hat sich sozusagen halbiert.«

Marlyse Mollard aus Turnhout, Belgien, leitet seit vier Jahren die Abnehmgruppe »Stricken statt Mampfen!« (auf Belgisch: »Niet schrokken, breien!«). Die Idee dahinter ist einfach: Langeweile verführt zum Naschen, wer sich ablenkt, ist besser dran. Denn alle Gruppenmitglieder haben das gleiche Ziele – abnehmen!

Kleben Sie hier ein aktuelles Foto von sich ein. Vergleichen Sie es mit dem Foto aus der ersten Woche! Seien Sie stolz auf sich.

FREITAG.

Datum:

Mein Ernährungsprotokoll.

Mahlzeit:	Uhrzeit:	Menge:	Ich habe gegessen:	Warum habe ich gegessen:
Frühstück				
Mittagessen				
Abendessen				
Snacks				

Mein Trinkcheck (kreuzen Sie an, wie viel Sie getrunken haben. Ein Glas steht für 200 Milliliter.)

Tipp: hiervon 1,5–2,0 Liter

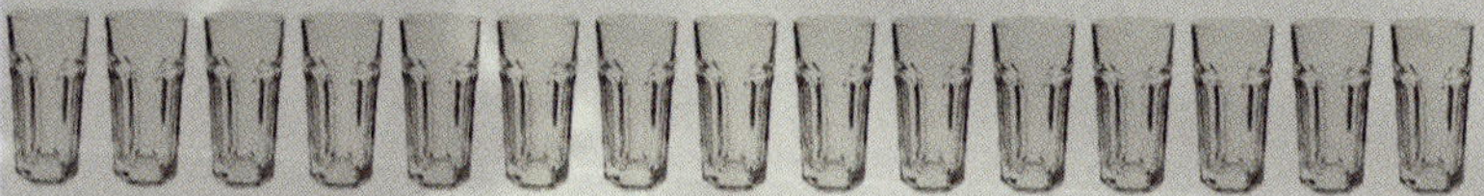

So viele **kalorienfreie Getränke** habe ich heute getrunken (zum Beispiel Wasser, Tee et cetera).

Gesamtmenge (Liter) an **kalorienfreien** Getränken: ___,___ Liter

Tipp: Je weniger, desto besser!

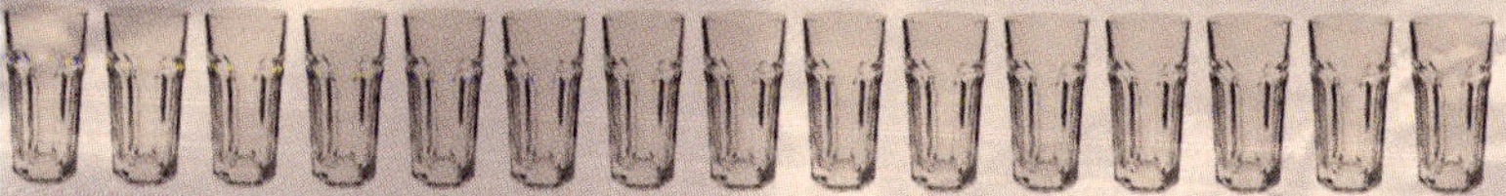

Weiterhin habe ich noch **kalorienhaltige Getränke** (Limonade, Säfte, Schorlen et cetera) zu mir genommen.

Gesamtmenge (Liter) an **kalorienhaltigen** Getränken: ___,___ Liter

Meine Tagesbewertung.

Das habe ich heute gut gemacht:

Das muss ich morgen besser machen:

LOGI-WOCHE 10. ERNÄHRUNGSTAGEBUCH.

PRAXISTAG.

Fit für die Zukunft mit dem unLOGIschen Genusstag!

Bauen Sie einmal in der Woche einen unLOGIschen Genusstag ein. Gönnen Sie sich an diesem Tag ein Gericht, das Sie gerne essen, aber nicht unbedingt ins LOGI-Konzept passt. Sie würden gerne sonntags ein Croissant frühstücken oder abends mit Ihren Kindern Pizza backen? Machen Sie das!

Dadurch bringen Sie eine flexible Kontrolle in Ihren LOGIschen Alltag. Wenn Sie einen Tag nach Lust und Laune sündigen und am nächsten Tag wieder LOGIsch essen, brauchen Sie keine Sorge vor einer Gewichtszunahme zu haben.

Wichtig: Sündigen Sie mit Genuss und ganz bewusst.

Und so können auch Sie Ihr Gewicht halten:

Anja Deibel-Dörr aus Alten-Busek: »Ich habe neun Kilo abgenommen, und seit sechs Monaten halte ich mein Gewicht. Ich plane jede Woche einen Schummeltag ein. Das heißt ich esse einmal in der Woche das worauf ich Lust habe. Sonst esse ich kohlenhydratarm. Früher war es genau umgekehrt: Einen Tag habe ich mich gesund ernährt, und die restlichen Tage habe ich nach dem Schummeltagprinzip gelebt.«

Björn Winkler aus Plettenberg: »In der Zeit, wo ich stark abgenommen habe, versuchte ich viel bewusster und mit Bedacht zu essen. Die Tatsache, dass ich nicht einfach einen Doseninhalt erwärmte, sondern frische Lebensmittel zubereitete, veranlasste mich, auch langsamer und genussvoller zu essen. Zudem stelle ich fest, dass das langsamere Essen dazu führte, mich auch mit weniger Essen trotzdem satt zu fühlen. Früher habe ich geschlungen und dabei deutlich mehr gegessen. Ich habe 50 Kilo abgenommen und in die Hose von damals passe ich nun zweimal rein.«

Heidrun Zafiris aus Essen: »Ich habe mit LOGI 40 Kilo abgenommen. Das Gewichthalten funktioniert! Aber ich muss mich disziplinieren und kontrollieren. Wenn ich esse wie früher, würde ich schon bald wieder aussehen wie früher. Man bekommt leider nichts geschenkt. Es ist wichtig sowohl seine Einstellung als auch sein Essverhalten dauerhaft umzustellen!«

SAMSTAG.

Datum: ____________________

Mein Ernährungsprotokoll.

Mahlzeit:	Uhrzeit:	Menge:	Ich habe gegessen:	Warum habe ich gegessen:
Frühstück				
Mittagessen				
Abendessen				
Snacks				

Mein Trinkcheck (kreuzen Sie an, wie viel Sie getrunken haben. Ein Glas steht für 200 Milliliter.)

Tipp: hiervon 1,5–2,0 Liter

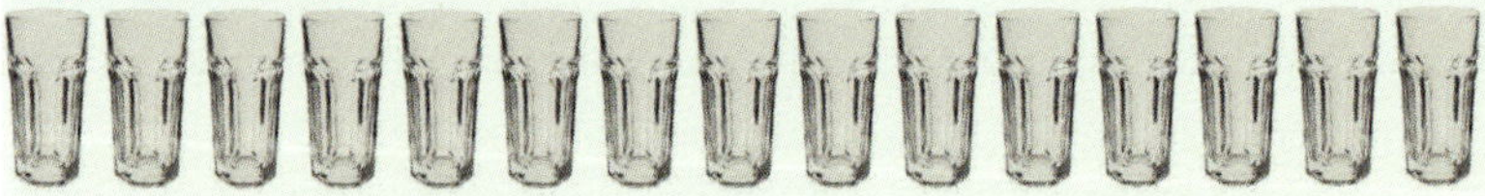

So viele **kalorienfreie Getränke** habe ich heute getrunken (zum Beispiel Wasser, Tee et cetera).

Gesamtmenge (Liter) an **kalorienfreien** Getränken: ___,___ Liter

Tipp: Je weniger, desto besser!

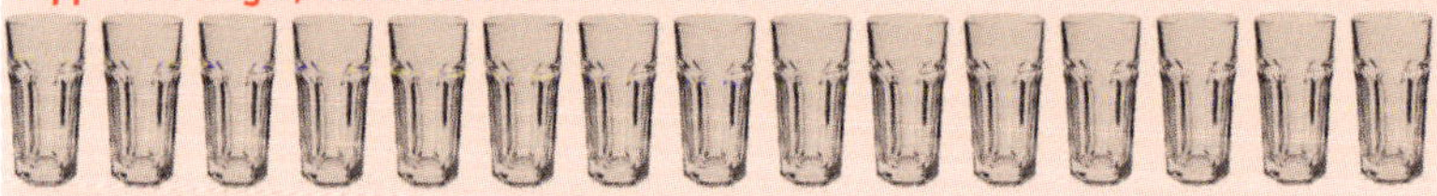

Weiterhin habe ich noch **kalorienhaltige Getränke** (Limonade, Säfte, Schorlen et cetera) zu mir genommen.

Gesamtmenge (Liter) an **kalorienhaltigen** Getränken: ___,___ Liter

Meine Tagesbewertung.

Das habe ich heute gut gemacht: ____________________

Das muss ich morgen besser machen: ____________________

BEWEGUNGSTAG.

Regelmäßige Bewegung kann so viel Gutes bewirken, also hören Sie nie damit auf!

- Höheres Selbstwertgefühl
- Körperliches Wohlgefühl
- Stresskiller
- Stärkung des Immunsystems
- Höhere mentale Leistungsfähigkeit
- Schutz des Herz-Kreislauf-Systems
- Gutes Schlafmittel
- Linderung von Angst- und Depressionszuständen

Bewegungscheckliste Woche 10:

Bewegungseinheit	Mo	Di	Mi	Do	Fr	Sa	So
Spazieren gehen	☐☐ ☐☐	☐☐ ☐☐	☐☐ ☐☐	☐☐ ☐☐	☐☐ ☐☐	☐☐ ☐☐	☐☐ ☐☐
Ausdauersport, zum Beispiel Walken, Laufen, Radfahren, Schwimmen	☐☐ ☐☐	☐☐ ☐☐	☐☐ ☐☐	☐☐ ☐☐	☐☐ ☐☐	☐☐ ☐☐	☐☐ ☐☐
Kraftsport, zum Beispiel im Fitnessstudio, Tempotraining	☐☐ ☐☐	☐☐ ☐☐	☐☐ ☐☐	☐☐ ☐☐	☐☐ ☐☐	☐☐ ☐☐	☐☐ ☐☐
Spielsport, zum Beispiel Fußball, Handball, Squash	☐☐ ☐☐	☐☐ ☐☐	☐☐ ☐☐	☐☐ ☐☐	☐☐ ☐☐	☐☐ ☐☐	☐☐ ☐☐
Kräftigungsübungen, zum Beispiel Pilates, Gymnastik	☐☐ ☐☐	☐☐ ☐☐	☐☐ ☐☐	☐☐ ☐☐	☐☐ ☐☐	☐☐ ☐☐	☐☐ ☐☐
Sonstiges, zum Beispiel Gartenarbeit	☐☐ ☐☐	☐☐ ☐☐	☐☐ ☐☐	☐☐ ☐☐	☐☐ ☐☐	☐☐ ☐☐	☐☐ ☐☐

Bitte machen Sie pro Bewegungseinheit von 30 Minuten ein Kreuz in einem der entsprechenden Kästchen.
Ein Kästchen = 30 Minuten Bewegungseinheit. 4 Kästchen = 4 x 30 Minuten Bewegungseinheit.
Empfehlung: In einer Woche sollten Sie mindestens vier Kreuze geschafft haben. Achten Sie bitte darauf, dass Sie Abwechslung in die Bewegungsarten (mal Ausdauer, mal Kräftigungsübungen) bringen.

SONNTAG.

Datum: ....

Mein Ernährungsprotokoll.

Mahlzeit:	Uhrzeit:	Menge:	Ich habe gegessen:	Warum habe ich gegessen:
Frühstück				
Mittagessen				
Abendessen				
Snacks				

Mein Trinkcheck (kreuzen Sie an, wie viel Sie getrunken haben. Ein Glas steht für 200 Milliliter.)

Tipp: hiervon 1,5–2,0 Liter

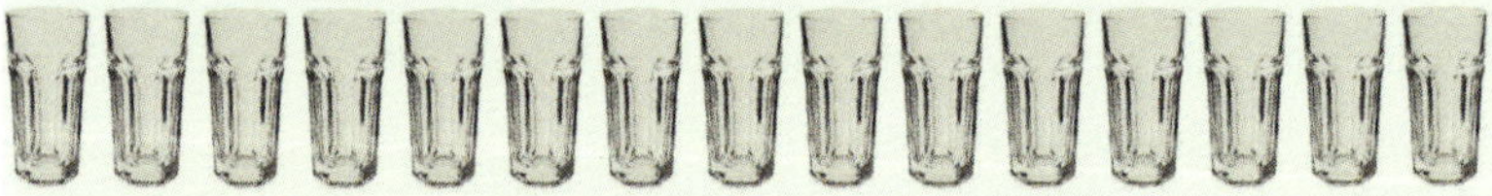

So viele **kalorienfreie Getränke** habe ich heute getrunken (zum Beispiel Wasser, Tee et cetera).

Gesamtmenge (Liter) an **kalorienfreien** Getränken: ___,___ Liter

Tipp: Je weniger, desto besser!

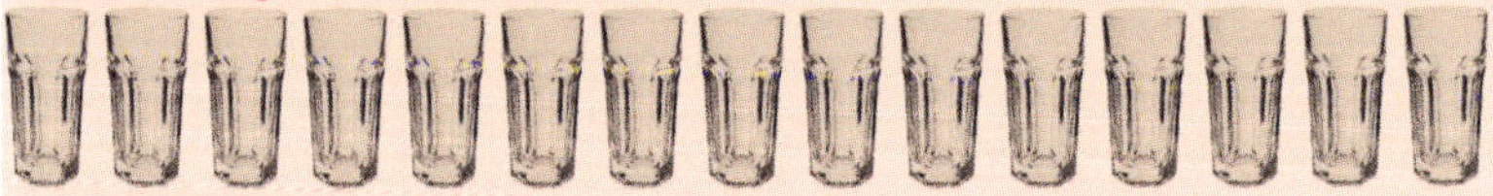

Weiterhin habe ich noch **kalorienhaltige Getränke** (Limonade, Säfte, Schorlen et cetera) zu mir genommen.

Gesamtmenge (Liter) an **kalorienhaltigen** Getränken: ___,___ Liter

Meine Tagesbewertung.

Das habe ich heute gut gemacht: ....

Das muss ich morgen besser machen: ....

LOGI-WOCHE 10.
ERNÄHRUNGSTAGEBUCH.

Halten Sie Ihren Erfolg fest – das Fotoshooting.

Herzlichen Glückwunsch. Sie haben tapfer durchgehalten. Haben Sie abgenommen? Fühlen Sie sich wohler und attraktiver? Sicherlich ist Ihr Selbstbewusstsein größer geworden und Ihre Ausstrahlung hat sich verändert. Halten Sie das fest – lassen Sie sich professionell von einem Fotografen ablichten. Sehen Sie sich selbst mal von einer ganz anderen Seite.

Blicken Sie positiv in die Zukunft.

Sie haben Ihre Ziele nicht alle erreicht? Das macht nichts, denn Sie haben ja gelernt, anders zu essen und sich zu bewegen. Machen Sie weiter so. Schreiben Sie auf, was Sie essen und trinken. Seien Sie nicht zu streng mit sich und vergessen Sie nie die Belohnung.

Start frei für die nächsten zehn Wochen!

Was sind meine Ziele für die nächsten zehn Wochen?

Was sind meine konkreten Schritte, um diese Ziele zu erreichen?

Was könnte mich daran hindern, diese Ziele zu verfolgen?

Was werde ich dagegen tun?

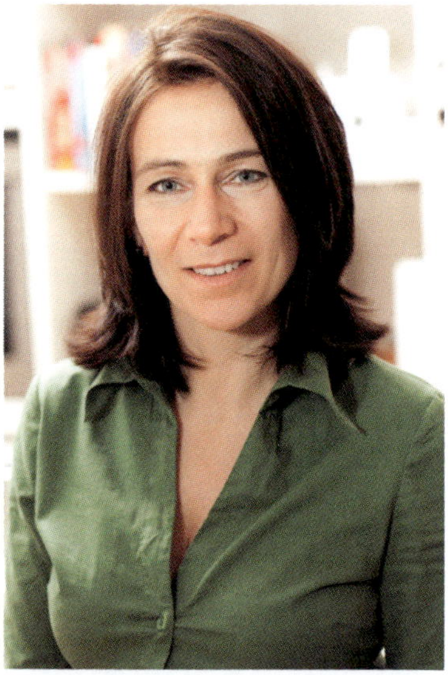

Heike Lemberger, Ökotrophologin und DSSV-Fitnesslehrerin, ist eine erfahrene Referentin und Trainerin. Seit über 20 Jahren arbeitet sie im Bereich Sporternährung an der Universität Hamburg im Fachbereich Bewegungswissenschaft. 2010 gründete sie zusammen mit Franca Mangiameli die essteam GbR. Die Ernährungsexpertin begeistert Führungskräfte und Mitarbeiter von Unternehmen ebenso wie Multiplikatoren aus der Gesundheitsbranche mit ihren praxisnahen und innovativen Vorträgen und Workshops. Selbst ist sie begeisterte Marathonläuferin.

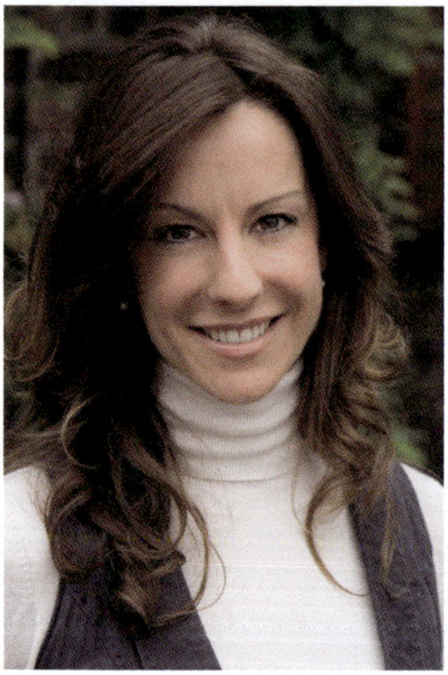

Franca Mangiameli ist Diplom-Ökotrophologin mit mediterranen Wurzeln. Die Italienerin coacht seit über 15 Jahren Menschen mit Übergewicht und ernährungsmitbedingten Erkrankungen. Sie ist Inhaberin des Studios für Ernährungsberatung Dr. Ambrosius in Gießen und seit 2010 gemeinsam mit Heike Lemberger Geschäftsführerin der essteam GbR in Hamburg. Franca Mangiameli hat zahlreiche Low-Carb-Bücher geschrieben, darunter viele Kochbücher der LOGI-Reihe sowie Die Milchdiät. Darüber hinaus hält sie Vorträge für Fachkräfte, Verbraucher sowie Führungspersonal und deren Mitarbeiter.

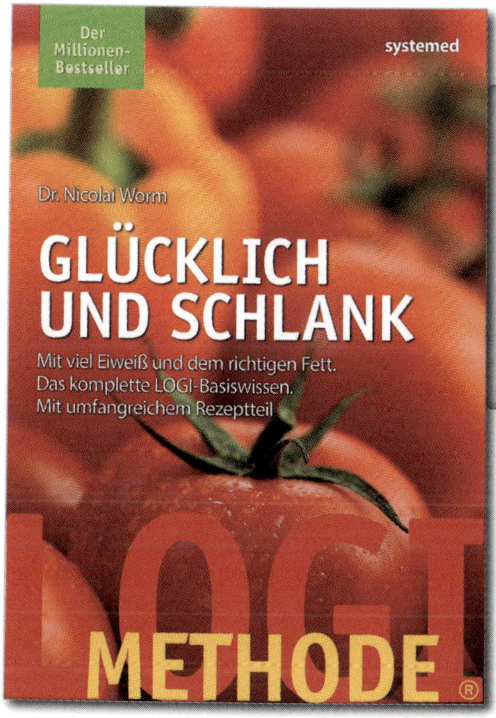

Auch als **E-Book** erhältlich

192 Seiten
19,99 € (D) | 20,60 € (A)
ISBN 978-3-95814-227-5

Nicolai Worm

LOGI-Methode. Glücklich und schlank

Mit viel Eiweiß und dem richtigen Fett. Das komplette LOGI-Basiswissen. Mit umfangreichem Rezeptteil

Dr. Nicolai Worms LOGI-Methode ist ein ganzheitliches System, das nicht auf kurzfristige Sensationserfolge baut. LOGI ist der Weg aus dem größten Ernährungsdilemma unserer Zeit: der Kohlenhydratfalle. Entgegen der immer noch vorherrschenden Diät-Empfehlung, fettarm und kohlenhydratreich zu essen, wissen Ernährungswissenschaftler und Mediziner heute: Kohlenhydrate begünstigen Krankheiten, machen hungrig und dick. Studien beweisen, dass LOGI durch den Verzicht auf eine übermäßige Kohlenhydratzufuhr den Blutzuckerspiegel und die Insulinausschüttung senkt und Stoffwechselentgleisungen wirkungsvoll vorbeugt. Dieses Standardwerk vermittelt alles Wissenswerte über die LOGI-Methode und enthält zahlreiche Rezepte.

systemed

Bibliografische Information der Deutschen Nationalbibliothek
Die Deutsche Nationalbibliothek verzeichnet diese Publikation in der Deutschen Nationalbibliografie. Detaillierte bibliografische Daten sind im Internet über http://dnb.d-nb.de abrufbar.

Für Fragen und Anregungen
info@rivaverlag.de

Wichtiger Hinweis
Dieses Buch ist für Lernzwecke gedacht. Es stellt keinen Ersatz für eine individuelle medizinische Beratung dar und sollte auch nicht als solcher benutzt werden. Wenn Sie medizinischen Rat einholen wollen, konsultieren Sie bitte einen qualifizierten Arzt. Der Verlag und der Autor haften für keine nachteiligen Auswirkungen, die in einem direkten oder indirekten Zusammenhang mit den Informationen stehen, die in diesem Buch enthalten sind.

1. Auflage 2019
© 2019 by systemed im riva Verlag, ein Imprint der Münchner Verlagsgruppe GmbH
Nymphenburger Straße 86
D-80636 München
Tel.: 089 651285-0
Fax: 089 652096

Die Originalausgabe erschien 2009 im systemed Verlag.

Alle Rechte, insbesondere das Recht der Vervielfältigung und Verbreitung sowie der Übersetzung, vorbehalten. Kein Teil des Werkes darf in irgendeiner Form (durch Fotokopie, Mikrofilm oder ein anderes Verfahren) ohne schriftliche Genehmigung des Verlages reproduziert oder unter Verwendung elektronischer Systeme gespeichert, verarbeitet, vervielfältigt oder verbreitet werden.

Redaktion: systemed Verlag, Lünen
Fotografie: Studio L'Eveque, München (Titel, Seiten 5, 6, 19, 21, 23, 25, 27, 29, 32, 33, 34, 35, 40, 41, 43, 44, 45, 48, 49, 64, 65, 71, 77, 82, 83, 113, 123, 125, 126, 127, 151, 158, 159, 161); Marcus Taeschner, Lübeck (Seiten 10, 11, 14, 15, 38, 39, 50, 51, 58, 59, 66, 67, 70, 76, 77, 84, 85, 90, 91, 92, 93, 98, 99, 104, 105, 106, 107, 117, 132, 133, 136, 137, 141, 146, 147, 152, 153, 162, 163, 168, 169)
Gestaltung, Satz: A flock of sheep, Lübeck; Andreas Linnemann, München
Druck: Florjancic Tisk d.o.o., Slowenien
Printed in the EU

ISBN Print 978-3-95814-236-7

Weitere Informationen zum Verlag finden Sie unter
www.rivaverlag.de
Beachten Sie auch unsere weiteren Verlage unter www.m-vg.de